AF317676

Bibliothèque médicale
CHARCOT-DEBOVE

—

Dᵣ E. MOSNY

———

Broncho - Pneumonie

———

RUEFF et Cⁱᵉ, ÉDITEURS

106, Boulevard Saint-Germain, PARIS

BIBLIOTHÈQUE MÉDICALE

PUBLIÉE SOUS LA DIRECTION

DE MM.

J.-M. CHARCOT
Professeur à la Faculté de médecine
de Paris,
membre de l'Institut.

G.-M. DEBOVE
Professeur à la Faculté de médecine
de Paris,
médecin de l'hôpital Andral.

BIBLIOTHÈQUE MÉDICALE
CHARCOT-DEBOVE

VOLUMES PARUS DANS LA COLLECTION

V. **Hanot.** — La Cirrhose hypertrophique avec ictère chronique.

G.-M. Debove et **Courtois-Suffit.** — Traitement des Pleurésies purulentes.

J. **Comby.** — Le Rachitisme.

Ch. **Talamon.** — Appendicite et Pérityphlite.

G.-M. Debove et **Rémond** (de Metz). — Lavage de l'estomac.

J. **Seglas.** — Des Troubles du langage chez les aliénés.

A. **Sallard.** — Les Amygdalites aiguës.

L. **Dreyfus-Brisac** et I. **Bruhl.** — Phtisie aiguë.

P. **Sollier.** — Les Troubles de la mémoire.

De **Sinety.** — De la Stérilité chez la femme et de son traitement.

G.-M. Debove et J. **Renault.** — Ulcère de l'estomac.

G. **Daremberg.** — Traitement de la Phtisie pulmonaire. 2 vol.

Ch. **Luzet.** — La Chlorose.

E. **Mosny.** — Broncho-Pneumonie.

POUR PARAITRE PROCHAINEMENT

Yvon. — Notions de pharmacie nécessaires au médecin.

L. **Capitan.** — Thérapeutique des maladies infectieuses.

A. **Mathieu.** — Neurasthénie.

Auvard et **Caubet.** — De l'Anesthésie chirurgicale et obstétricale.

L. **Galliard.** — Le Pneumothorax.

N. **Gamaleïa.** — Les Poisons bactériens.

H. **Bourges.** — La Diphtérie.

Juhel Rénoy. — Traitement de la Fièvre typhoïde.

Trouessart. — La Thérapeutique antiseptique.

I. **Straus.** — Le Bacille de la Tuberculose.

J. **Gasser.** — Les Causes de la Fièvre typhoïde.

Chaque volume se vend séparément. Relié : 3 fr. 50.

BRONCHO-PNEUMONIE

PAR

E. MOSNY

Ancien interne lauréat des hôpitaux de Paris,
moniteur au laboratoire de pathologie expérimentale et comparée.

———◇◦◇———

PARIS·

J. RUEFF ET Cie, ÉDITEURS
106, BOULEVARD SAINT-GERMAIN, 106

—

1892

Tous droits réservés.

BRONCHO-PNEUMONIE

CHAPITRE PRÉMIER

INTRODUCTION HISTORIQUE

Sommaire. — **A**. *Période anatomique et clinique.*

Date récente des premières recherches sur la broncho-pneumonie (Léger, 1823).

On la différencie de la pneumonie lobaire (1828-1838) : Léger, Berton, Burnet, de la Berge, Rilliet et Barthez.

Barrier montre les analogies de la forme pseudo-lobaire de la broncho-pneumonie avec la pneumonie lobaire et en fait un lien de transition entre les deux affections.

Seifert crée le nom de broncho-pneumonie (1838).

Fauvel (1840) insiste sur l'importance de la bronchite capillaire qui est la lésion primordiale, essentielle et caractéristique de la broncho-pneumonie.

Legendre et Bailly (1844), exagérant le rôle de la bronchite, la considèrent comme la seule lésion inflammatoire de la broncho-pneumonie ; les lésions du parenchyme n'ont plus dès lors qu'un rôle purement accessoire et une origine mécanique (Bartels, Ziemssen).

Réaction contre l'importance attribuée à la bronchite ; la nature inflammatoire des lésions du parenchyme est reconnue (Lebert, Traube, Vulpian, Damaschino), et l'on en arrive bientôt à rapprocher (Roger, Koster), puis à identifier entre elles (Rautenberg) la broncho-pneumonie et la pneumonie franche.

M. Charcot montre que le rôle initial et prépondérant appartient bien en réalité à la bronchite capillaire ; mais tout en reconnaissant une origine mécanique à quelques lésions du parenchyme, il accorde à certaines autres lésions alvéolaires une origine inflammatoire et les attribue à la progression des lésions des bronches.

B. *Période étiologique.*

Insuffisance des notions acquises par l'expérimentation physiologique (injections trachéales de substances irritantes, sections nerveuses).

I. Les premières recherches bactériologiques font reconnaître l'origine microbienne de la broncho-pneumonie, et par suite sa nature infectieuse, épidémique et contagieuse. Mais on cherche dans chaque broncho-pneumonie le microbe pathogène de la maladie qui l'a précédée.

II. On ne tarde pas à reconnaître que les broncho-pneumonies secondaires sont dues, comme les broncho-pneumonies primitives, aux mêmes microbes qui les provoquent indifféremment dans tous les cas. Unité des lésions et des causes de la broncho-pneumonie.

III. Premiers essais de différenciation des causes de la pneumonie lobaire et de la broncho-pneumonie.

L'histoire anatomique et clinique de la broncho-pneumonie ne date que du commencement du siècle : En 1823, LÉGER montra qu'il s'agissait, dans certaines affections pulmonaires aiguës de l'enfance, d'une maladie bien différente de la pneumonie de l'adulte avec laquelle on l'avait confondue jusqu'alors : c'est pour cette lésion spéciale que LÉGER créa le nom de *Splénisation.*

Dès lors, la broncho-pneumonie était créée ; on cessa de la considérer comme une forme de la pneumonie spéciale à l'enfant pour en faire une entité nosologique distincte de la pneumonie franche.

Nous n'avons pas l'intention de reprendre en détail l'examen critique de tous les travaux auxquels a donné lieu l'étude de la broncho-pneumonie : nous voulons seulement rappeler les grandes époques de son histoire, montrer l'évolution des opinions qu'on s'en est faites, et dégager de cet historique la conception actuelle de la broncho-pneumonie.

Quelques années après les premiers travaux de LÉGER, BERTON, BURNET, DE LA BERGE, de 1828 à 1834, allèrent encore plus loin que leur prédécesseur dans cette voie de différenciation des lésions inflammatoires aiguës du poumon et non seulement ils montrèrent que la splénisation de Léger était, contrairement à la pneumonie lobaire, bilatérale et souvent symétrique, mais de plus, ils mirent en évidence la disposition lobulaire de la pneumonie de l'enfant, et subordonnèrent cette localisation à la bronchite.

Il semblait donc bien évident qu'il ne s'agissait pas là d'une forme de pneumonie franche spéciale à l'enfant, mais d'une maladie toute différente par le processus de ses lésions, et par son évolution clinique. Aussi RILLIET et BARTHEZ, en 1838, établirent-ils qu'il existe chez l'enfant deux variétés distinctes de pneumonie : l'une lobaire qu'ils considéraient comme toujours primitive, l'autre lobulaire qu'ils regardaient comme secondaire. Ils ne tardèrent pas d'ailleurs à reconnaître que cette étiologie différente des processus pneumoniques lobaires et lobulaires n'avait rien de fixe, et qu'il existe aussi des pneumonies lobaires secondaires; encore les considéraient-ils comme très rares et déclaraient-ils que ce n'était là le plus souvent que des broncho-pneumonies.

C'est à cette même époque, en 1838, que SEIFERT, le premier, employa le nom de broncho-pneumonie sous lequel cette affection fut désormais désignée.

BARRIER, quelques années après RILLIET et BARTHEZ, n'hésita pas à rattacher à la broncho-pneumonie ces pneumonies lobaires secondaires. Il décrivit trois variétés de pneumonie lobulaire : une forme disséminée, une forme généralisée et une forme pseudo-lobaire qui, sauf les lésions des bronches, ressemblait à la pneumonie franche et formait un lien de transition entre cette dernière et la broncho-pneumonie. BARRIER indiqua en outre la fréquence de la suppuration du lobule, à la suite de son inflammation, et désigna sous le nom de *vacuoles* ces abcès lobulaires.

Fauvel en 1840 ouvre la période bronchique de l'histoire de la pneumonie lobulaire; il pousse à l'extrème la différenciation de la broncho-pneumonie d'avec la pneumonie franche, et n'admet comme lésion inflammatoire constante de la broncho-pneumonie que la bronchite capillaire. Il peut sans doute coexister avec celle-ci des lésions inflammatoires des alvéoles (congestions et hépatisation), mais pour êtres fréquentes, ces lésions n'en sont pas moins contingentes, et les prétendus abcès lobulaires admis par Barrier, et que Fauvel décrit sous le nom de *grains jaunes*, ne sont, pour lui, dus, en réalité, qu'à la pénétration mécanique du pus des bronches dans les alvéoles pulmonaires.

En 1844, Legendre et Bailly exagérèrent encore les idées de Fauvel sur la broncho-pneumonie, et n'admirent plus comme lésion inflammatoire que la bronchite capillaire : les lésions du parenchyme ne sont que des lésions purement mécaniques dues à l'obstruction des bronches : tels sont l'état fœtal, la congestion lobulaire et la pneumonie catarrhale. Il existe bien des hépatisations partielles, des pneumonies lobulaires, mamelonnées, mais Legendre et Bailly les distinguent de la broncho-pneumonie et n'hésitent pas à y voir de véritables pneumonies franches évoluant dans un lobule.

Bartels (1860) et Ziemssen (1867) enfin mirent toutes les lésions lobulaires sur le compte de l'oblitération mécanique des bronchioles par le muco-pus, et réduisirent franchement la broncho-pneumonie à la bronchite capillaire.

Une telle exagération devait amener une réaction qui naturellement dépassa le but : on dépouilla peu à peu la bronchite capillaire de son rôle essentiel et primordial, on rendit aux lésions du parenchyme leur importance, on reconnut leur nature inflammatoire, puis on leur accorda le rôle prépondérant. Cette réaction qui commença avec Lebert, Traube, Vulpian, Damaschino, aboutit avec Roger; Koster et surtout Rautenberg à l'identification absolue des lésions de la pneumonie lobulaire avec celles de la pneumonie lobaire.

Entre ces deux opinions extrêmes attribuant toute l'importance du processus inflammatoire les unes au parenchyme, les autres aux bronches, il y avait évidemment place à une conception mixte de la broncho-pneumonie qui, tout en reconnaissant aux lésions bronchiques le rôle primordial et essentiel, accordât aux lésions du parenchyme, ou tout au moins à certaines d'entre elles, une participation au processus inflammatoire.

Dans une série de travaux publiés depuis 1867, M. le professeur Charcot poursuivit ce but et MM. Balzer et Joffroy, dans leurs thèses, exposèrent les résultats de recherches anatomiques et cliniques faites à l'instigation de leur savant maître.

M. Charcot montra les différences profondes qui séparaient la broncho-pneumonie de la pneumonie, et qui rendaient impossible toute identification des symptômes ou des lésions de ces deux affections. Il insista sur le rôle prépondérant que joue la bronchite capillaire dans la répartition topographique des lésions du parenchyme, montra que celles-ci n'étaient en réalité que l'extension des lésions primordiales des bronchioles, et enfin distingua nettement de ces lésions inflammatoires du parenchyme les lésions d'atélectasie et d'emphysème dont il démontra l'origine mécanique.

C'était là, on le voit, en quelque sorte, un retour aux idées de Legendre et Bailly, et la conception du nodule péribronchique accuse franchement l'extrême prépondérance que M. Charcot accordait aux lésions des bronchioles; mais la nature inflammatoire des lésions parenchymateuses des lobules dépendant des bronchioles lésées, était formellement reconnue, et leur différenciation d'avec les lésions mécaniques nettement établie.

M. Charcot avait assigné à la broncho-pneumonie la

place définitive qu'elle devait occuper dans le cadre des processus inflammatoires aigus du poumon, et les recherches ultérieures ne purent que mettre en relief certains détails des lésions sur lesquels il serait superflu d'insister ici.

On n'avait pourtant pas encore dit le dernier mot sur la broncho-pneumonie : ses symptômes et les formes diverses sous lesquelles ils se présentent, les lésions qui les provoquent étaient désormais connus, mais leur origine et leur nature demeuraient encore mystérieuses, lorsque les recherches bactériologiques vinrent jeter dans la question un jour nouveau.

Les injections intra-trachéales de liquides ou de corps solides irritants; la section des nerfs pneumo-gastriques ou des nerfs récurrents avaient bien déterminé expérimentalement des lésions pulmonaires comparables à celles de la broncho-pneumonie, mais de telles expériences n'expliquaient guère la détermination de la broncho-pneumonie hors des conditions artificielles où se plaçaient les expérimentateurs.

Ce furent les recherches des bactériologistes qui vinrent démontrer que la pénétration dans les bronches de microbes déterminés, peut, dans certaines conditions, y provoquer l'évolution des lésions de la broncho-pneumonie. Ainsi fut démontrée la nature infectieuse de la pneumonie lobulaire, et comme corollaire de cette notion, sa nature épidémique et contagieuse : de là les conséquences hygiéniques et prophylactiques dont les résultats vinrent confirmer les notions nouvelles apportées par la bactériologie.

Ceux qui les premiers recherchèrent les microbes pathogènes de la broncho-pneumonie, frappés de la pluralité des causes prédisposantes de cette affection, et confiants dans certains caractères histologiques qu'ils croyaient spéciaux à chacune de ses formes étiologiques, considérèrent les bactéries qu'ils trouvaient dans les foyers lobulaires de la pneumonie comme les agents pathogènes de l'affection primitive. Ils envisageaient donc les broncho-pneumonies secondaires à la rougeole, à la dipthérie, à la fièvre typhoïde, comme des localisations pulmonaires des microbes de ces différentes affections. Aussi jusqu'à ces derniers temps décrivit-on comme microbes de la rougeole (*Thaon*), de la diphtérie (*Thaon, Prudden* et *Northrup*), de la coqueluche (*Afanassiew, Wendt*), de la grippe (*Gilles, Jolles, Ribbert, Finkler*), les microbes décelés dans les foyers de broncho-pneumonie survenus dans le cours de ces affections.

Mais on ne tarda pas à remarquer que les lésions histologiques étaient dans tous les cas essentiellement identiques, qu'elles ne différaient que par des détails insuffisants à les différencier, variant indifféremment suivant les cas, et qu'elles étaient dues à un nombre restreint de bactéries déterminant indistinctement tous les processus peumoniques aigus. Dès lors, la broncho-pneumonie ne fut plus considérée que comme une infection primitive ou secondaire, survenant alors dans le cours d'affections diverses et due à des microbes identiques dans tous les cas et n'ayant aucun rapport avec l'agent pathogène de l'affection primitive.

Cette conception de la broncho-pneumonie démontrée par les études spéciales des broncho-pneumonies secondaires à la rougeole (*Tobeitz, Guarnieri, Morel*), à la diphtérie (*Loeffler*), à la fièvre typhoïde (*Neumann, Fraenkel, Karlinski, Arustamoff*), au choléra (*Dubreuilh*), à la grippe (*Ménétrier, Talamon, Weichselbaum*, etc...), fut confirmée par les recherches faites par *Pipping, Fraenkel, Cantani* sur les broncho-pneumonies primitives, et par celles de *Weichselbaum, Netter*, sur toutes les broncho-pneumonies, primitives ou secondaires, sans distinction d'origine.

Il convient d'ajouter que malgré ces tentatives d'unification des causes de la broncho-pneumonie, il est bien difficile actuellement d'assigner à cette affection un agent pathogène unique, et les auteurs s'accordent à reconnaître à 4 microbes différents la détermination des lésions de la pneumonie lobulaire.

La pathogénie de la broncho-pneumonie est en somme moins avancée que celle de la pneumonie lobaire, que les bactériologistes s'accordent actuellement à attribuer au seul pneumocoque lancéolé de Talamon-Fraenkel.

Les différences profondes et infranchissables que la clinique et l'anatomie pathologique établissent entre la pneumonie lobaire franche et la pneumonie lobulaire, imposaient évidemment des recherches destinées à mettre en évidence une distinction correspondante entre leurs agents pathogènes.

Fraenkel le premier, dès 1886, s'efforça de distinguer, au point de vue de leurs origines bactériennes, la broncho-pneumonie de la pneumonie franche : il attribua celle-ci au pneumocoque lancéolé, et n'admit le pneumobacille de Friedländer que comme agent possible de la broncho-pneumonie.

Des recherches assez multipliées sur des broncho-pneumonies d'origines diverses, m'avaient conduit à ne considérer le pneumobacille de Friedländer que comme un saprophyte souvent associé aux agents pneumonigènes, et à attribuer au streptocoque pyogène la détermination des lésions de la broncho-pneumonie. Autorisé dans une assez large mesure par l'anatomie pathologique et la clinique à rapprocher de la pneumonie lobaire la forme pseudo-lobaire de la broncho-pneumonie, j'avais envisagé celle-ci comme une forme de la pneumonie franche; j'avais d'ailleurs constamment mis en évidence, dans les cas que j'avais étudiés, la présence du pneumocoque encapsulé.

Un récent travail de M. Netter n'a pas confirmé cette opinion, et cet auteur attribue la broncho-pneumonie à l'action d'agents pathogènes multiples, et parmi eux, souvent au pneumocoque lancéolé.

C'est là, on le voit, un point de pathogénie encore

discuté, que de nouvelles recherches cliniques, anatomiques et bactériologiques auront à élucider, car il
semble *a priori* difficile d'attribuer au même microbe
des lésions aussi différentes que celles de la pneumonie
lobulaire mamelonnée et celles de la pneumonie lobaire.

CHAPITRE II

DÉFINITION. — DIVISION

. Dans la rapide esquisse historique qui précède, nous n'avons retracé les grandes époques de cette histoire, que pour suivre pas à pas l'évolution des idées qui ont régné sur sa nature, et arriver ainsi progressivement à donner de cette affection une définition conforme à l'état actuel de nos connaissances sur ses lésions, ses manifestations cliniques, son étiologie et sa pathogénie.

On peut actuellement définir la broncho-pneumonie : *une inflammation aiguë ou subaiguë, primitive ou plus souvent secondaire, partielle ou diffuse des bronchioles capillaires et des lobules qui en dépendent, provoquée par l'apport dans ces dernières voies aériennes d'espèces microbiennes bien déterminées et pouvant se manifester épidémiquement et se transmettre par contagion.*

Cette définition nous amène donc à ne considérer comme broncho-pneumonie que toute inflammation broncho-alvéolaire d'origine bronchique. Nous n'admettons par conséquent pas comme telles les inflammations pulmonaires aiguës microbiennes, propagées aux poumons par la voie sanguine ou par la voie lymphatique. Certes, il existe de ces déterminations pulmonaires d'infections généralisées, mais elles n'ont aucun point commun avec la broncho-pneumonie : la nature de leurs lésions, leur symptomatologie, leurs origines établissent entre ces deux processus inflammatoires du parenchyme pulmonaire une démarcation nette et infranchissable.

Un même agent microbien peut déterminer l'un et l'autre : la porte d'entrée de l'infection, la voie suivie par le microbe pour arriver aux lobules suffisent à provoquer des lésions toutes différentes et une symptomatologie absolument dissemblable. Si l'on en veut un exemple, on peut comparer les lésions congestives du poumon, qui se produisent au cours de certains érysipèles, et les broncho-pneumonies à streptcoques : le même microbe a produit les deux lésions, mais il est parvenu au poumon par la voie sanguine ou lymphatique dans le premier cas, par les voies aériennes dans le second, et il a déterminé dans ces deux cas, dans le même organe, des lésions absolument différentes.

Nous envisageons successivement dans cette étude :

1º L'anatomie pathologique ;
2º L'évolution clinique ;
3º L'étiologie ;
4º La pathogénie ;
5º La nature de la broncho-pneumonie et ses rapports avec la pneumonie lobaire et avec la tuberculose pulmonaire ;
6º Le pronostic ;
7º Le diagnostic ;
8º Le traitement.

CHAPITRE III

ANATOMIE PATHOLOGIQUE

SOMMAIRE. — I. *Description des lésions macroscopiques.*
Aspect des lésions inflammatoires ; leur siège.
Aspect des lésions mécaniques ; l'atélectasie, l'emphysème ;
Lésions pleurales ;
Lésions des ganglions trachéo-bronchiques ;
Aspect de ces différentes altérations à la coupe ;
Les lésions des autres organes sont peu importantes.

II. *Étude histologique.* — Il faut envisager dans la broncho-
pneumonie deux ordres de lésions très différents.
1º *Lésions primordiales, essentielles :*
   A. — Bronchite et péribronchite : c'est la lésion dominante ;
   B. — Alvéolite. Ses 3 stades : Alvéolite catarrhale . —
                                    Splénisation ;
                                    Exsudation fibrineuse. —
                                    Hépatisation rouge ;
                                    Diapédèse des leucocytes.
                                    — Hépatisation grise.
2º *Lésions secondaires accessoires :*
   A. — Les unes, *inflammatoires*, sont dues soit à l'extension de
      proche en proche (*artérite, pleurésie*), soit à la propagation
      à distance (*lymphangite, adénite*) des lésions primordiales ;
   B. — Les autres sont d'*origine mécanique : Atélectasie, em-
      physème.*

III. *Formes anatomiques.* — On peut les réduire à trois :
Forme lobulaire à foyers disséminés ;
Forme bronchitique. — Bronchite capillaire ;
Forme pseudo-lobaire.

IV. *Évolution des lésions :*
   A. — Parmi les *lésions mécaniques*, l'*atélectasie* disparaît sans
      laisser de traces ; l'*emphysème* persiste quelquefois à l'état
      de lésion chronique, indélébile.
   B. — Trois modes d'évolution des *lésions inflammatoires :*
1º *Résolution ;*

2º *Suppuration* : Broncho-pneumonie subaiguë! — Nodule péribronchique ;
Abcès lobulaires : grains jaunes, vacuoles ;
3º *Sclérose* : Broncho-pneumonie chronique, carnisation.
Cirrhose du poumon.

1

DESCRIPTION DES LÉSIONS MACROSCOPIQUES

Lorsqu'on pratique l'autopsie d'un sujet mort de broncho-pneumonie et qu'on en examine les *poumons*, on est tout d'abord frappé de la différence d'aspects que présentent ces organes suivant les points que l'on considère.

A la base et au bord postérieur des deux poumons, le parenchyme a une couleur rouge plus ou moins foncée, sa consistance est accrue ; çà et là parfois des taches ecchymotiques d'un brun noirâtre sont irrégulièrement disséminées sous la plèvre. Un fragment de poumon excisé en ces points plonge au fond de l'eau. Ce sont là les *lésions de splénisation* et d'*hépatisation*, celles-ci n'étant d'ailleurs qu'un degré plus avancé des premières.

Leur *siège* est d'ordinaire bilatéral, mais non symétrique. On les retrouve le plus souvent à la base et aux bords postérieurs, fréquemment aussi au pourtour du hile. Elles font une légère saillie sur le parenchyme sain qui les environne, bien que souvent la distension emphysémateuse des lobules voisins vienne en quelque sorte atténuer cette saillie des portions hépatisées et les rendre moins apparentes au premier coup d'œil. Cet aspect mamelonné des foyers de broncho-pneumonie avait d'ailleurs attiré l'attention des premiers observateurs.

Généralement, les lobules hépatisés sont disséminés, séparés les uns des autres par des lobules sains, emphysémateux ou atélectasiés. D'autres fois, leur confluence est telle qu'ils occupent la majeure partie ou la totalité d'un lobe pulmonaire, sans qu'aucun lobule sain ou atteint de lésions mécaniques s'interpose entre eux. Nous reviendrons plus loin sur la description de ces deux formes anatomiques lobulaire et pseudo-lobaire de la broncho-pneumonie.

D'autres portions des poumons, plus étendues que les parties hépatisées, dont la consistance est aussi légèrement accrue, offrent pourtant un aspect qui, dès l'abord, les en fait distinguer et laisse pressentir qu'il s'agit là de lésions toutes différentes. Leur couleur est bleuâtre, ardoisée ; elles sont en dépression sur les parties voisines dont un bourrelet saillant les sépare. Sur cette tache bleuâtre se détache un fin réseau rougeâtre qui limite plus nettement qu'à l'état normal les interstices interlobulaires. Ce sont des lésions d'affaissement du parenchyme pulmonaire, autrement dit de *collapsus* ou *d'atélectasie*. Contrairement aux lésions précédentes, l'atélectasie se retrouve surtout sur les faces antérieures ou latérales du poumon, sur ses bords antérieurs, parfois même à son sommet.

Les zones d'atélectasie ont une consistance élastique ; elles ne crépitent pas ; elles surnagent généralement lorsqu'on en excise une portion et qu'on la projette dans un vase rempli d'eau. L'insufflation qui ne modifie pas l'aspect des lobules hépatisés rend aux globules atélectasiés leur aspect normal. Une grande partie des lobules pulmonaires que l'hépatisation ou l'atélectasie ont respectés, est distendue par *l'emphysème*. Ces lobules emphysémateux, translucides, mamelonnés s'interposent aussi bien entre les foyers d'hépatisation et d'atélactasie qu'entre les lobules d'un même foyer. Saillants, crépitant sous le doigt comme de la soie qu'on froisse sous la main, la pression les affaisse, tandis que l'insufflation des bronches les fait à nouveau saillir.

La *cavité pleurale* est toujours exempte d'adhérences, à moins de lésions tuberculeuses anciennes du poumon, et ne contient pas d'épanchement liquide. Mais d'habitude la *plèvre* offre des lésions inflammatoires presque toujours limitées à son feuillet viscéral, et aux portions de ce dernier qui recouvrent les zones splénisées ou hépatisées de parenchyme pulmonaire : le feuillet viscéral de la plèvre est alors dépoli, chagriné, rugueux, et recouvert d'un mince exsudat fibrineux qu'un simple raclage avec le couteau enlève avec la plus grande facilité. Un examen plus minutieux peut dès lors montrer sous la plèvre de fines traînées blanchâtres de lymphangite qui accentuent plus nettement les interstices des lobules.

Cette *pleurite* n'existe qu'au niveau des foyers d'hépatisation ; on ne la retrouve au niveau des zones atélectasiées que lorsque celles-ci ont été ultérieurement envahies par l'inflammation.

Les *ganglions lymphatiques* du hile du poumon et les ganglions trachéo-bronchiques sont parfois, mais non toujours, légèrement tuméfiés ; leur couleur est rosée, leur consistance molle. Ils n'ont subi la dégénérescence caséeuse que lorsqu'il existe dans les poumons des lésions tuberculeuses.

.Si maintenant on pratique des *coupes* dans les poumons où un premier examen superficiel nous a permis de dénoter ces lésions, on observe tout d'abord que ces zones d'atélectasie ou d'hépatisation affectent la forme générale d'un triangle dont la base correspond à la plèvre. Cette forme triangulaire tient au mode de division normal des bronches et à l'origine bronchique des lésions du parenchyme.

Les *zones enflammées* (splénisation et hépatisation), qui sont de beaucoup les moins étendues, présentent à la coupe une surface lisse ou quelquefois très légèrement granuleuse ; il s'en écoule une quantité très faible de suc sanguinolent et spumeux, qui n'est pas à comparer avec l'énorme quantité de liquide que donne la coupe d'un foyer de pneumonie franche. — La surface de coupe présente un aspect tantôt rouge uniforme, tantôt bigarré : les noyaux de pneumonie plus ou moins rouges suivant le degré de leurs lésions, tranchent en saillie sur les parties voisines. Çà et là se montrent disséminés les orifices arrondis, élargis, béants des bronchioles d'où la pression fait sourdre des gouttelettes de pus jaunâtre épais.

Quant aux grosses bronches, leur muqueuse est presque intacte, à peine un peu rosée; parfois sur leurs parois se dépose une mince couche de pus jaunâtre, spumeux, qui vient des lobules et des bronchioles abcédés.

La surface de la coupe des *zones atélectasiées* est remarquablement sèche et unie; sa couleur est d'un bleu violacé; la pression n'y fait sourdre des orifices normaux des bronchioles qu'un peu de mucus sanguinolent, mais jamais de pus. Déprimées par rapport aux parties voisines, la coupe leur rend d'habitude leur aspect normal, sans qu'il soit besoin pour cela d'avoir recours à l'insufflation.

La coupe des lobules distendus par l'*emphysème* détermine leur affaiblissement immédiat : on ne voit plus dès lors à leur place qu'un tissu spongieux crépitant sous la pression du doigt.

On pourrait presque passer sous silence les lésions des organes autres que le poumon, tant elles sont rares, inconstantes dans la broncho-pneumonie.

La *rate* est parfois légèrement hypertrophiée, toujours dure, surtout dans les cas suraigus, principalement chez l'adulte.

Parfois aussi on note de la congestion du foie, des reins, des méninges, lésions plus vraisemblablement imputables à l'asphyxie qui a précédé la mort qu'à l'infection qui est assez peu fréquente, dans la broncho-pneumonie, surtout chez l'enfant.

II

ÉTUDE HISTOLOGIQUE

Cette diversité d'aspect si nette, si évidente que viennent de nous offrir des poumons atteints de broncho-pneumonie, à un premier examen sur la table d'autopsie, correspond bien dans la réalité à des lésions différentes par leur nature et par leur origine.

L'étude histologique des coupes pratiquées dans les diverses régions du poumon va nous rendre plus manifestes encore ces différences entre les lésions.

Parmi ces lésions les unes sont *fondamentales, essentielles* : sans elles pas de broncho-pneumonie; elles sont le cachet de cette affection. Constantes dans leur présence, elles sont les premières en date : ce sont des lésions inflammatoires qui frappent les bronches et les alvéoles des lobules qui en dépendent.

D'autres lésions, au contraire, *accessoires, contingentes, secondaires*, ont une origine variable : les unes, inflammatoires, ne résultent que de l'extension des premières en contiguité, telles la périartérite, la pleurésie, ou de leur propagation à distance : la lymphangite, l'adénite en sont des exemples. Les autres ont une origine purement mécanique et sont dues soit à l'oblitération des bronches par les produits d'exsudation provenant des parties enflammées, soit à la pression de l'air inspiré sur les alvéoles restés perméables : telles sont l'atélectasie et l'emphysème.

1° LÉSIONS FONDAMENTALES. — Les lésions fondamentales de la broncho-pneumonie sont celles qui se constituent les premières et sans lesquelles la pneumonie lobulaire ne peut exister; elles sont, en un mot, comme nous l'avons dit, *essentielles* et *primordiales*. Ces lésions, de nature inflammatoire, sont dues à l'action de microbes

qui, venus des voies aériennes supérieures, se propagent au lobule par les voies bronchiques; elles sont
constituées par la *bronchite* et l'*alvéolite*.

C'est la *bronche* qui est la première lésée. Cette
bronchite, respectant les bronches de gros calibre,
n'intéresse guère que les bronchioles à épithélium cylindrique non cilié, et presque toujours aussi les dernières
ramifications bronchiques à épithélium cilié qui les
précèdent : c'est une *bronchite capillaire*. Elle donne à
la pneumonie lobulaire son cachet, car c'est elle qui
commande la répartition des lésions du parenchyme.

Les caractères de cette bronchiolite sont :

Sa dissémination irrégulière : sur une même coupe
on voit en effet, à côté des bronchioles profondément
lésées, d'autres bronches absolument saines, ou d'autres
où les lésions sont au début ;

Son apparition précoce avant les lésions des alvéoles
qui en dépendent, car toujours les lésions d'une bronchiole sont à un stade plus avancé que celui des
alvéoles ;

Sa progression centrifuge : la lésion débute par
l'épithélium dont les cellules se tuméfient, prolifèrent, se
desquament. Puis l'inflammation ne tarde pas à gagner
la paroi propre de la bronche qui se congestionne,
s'infiltre de leucocytes et aboutit enfin à la destruction
plus ou moins complète de cette paroi bronchique qui
bientôt disparaît au milieu du pus qui la baigne.

Cette *bronchite* et la *péribronchite* qui en est la conséquence presque constante peuvent, dans les broncho-
pneumonies subaiguës, donner lieu à la formation du
nodule péribronchique dont la description trouvera plus
loin sa place.

L'inflammation des bronchioles gagne bientôt les
alvéoles des lobules correspondants, et y détermine
une série de lésions qu'on peut diviser en trois stades
successifs.

A. — A un *premier stade,* les *lésions épithéliales* prédominent : c'est à cette lésion qu'on a donné les noms de *splénisation*, de *pneumonie épithéliale, desquamative, catarrhale;* elle correspond exactement au stade d'engouement de la pneumonie franche. En même temps que les capillaires des parois alvéolaires sont dilatés, sinueux, gorgés de sang, les cellules de revêtement de l'alvéole se tuméfient; leur protoplasma se gonfle, devient granuleux; leur noyau augmente de volume, prolifère; les cellules finissent par tomber dans la cavité alvéolaire qu'elles remplissent.

B. — A un *deuxième stade* les lésions épithéliales se compliquent d'une *exsudation de fibrine* et globules rouges dans la cavité de l'alvéole : c'est l'hépatisation rouge de la pneumonie franche. Mais ce stade d'exsudation fibrineuse est toujours beaucoup plus court, plus passager et beaucoup moins marqué que dans la pneumonie lobaire; aussi a-t-on longtemps pu nier la présence de la fibrine dans les foyers de broncho-pneumonie.

C. — Un *troisième et dernier stade* est caractérisé par la *diapédèse des leucocytes :* ces derniers, qui dès le début commençaient à sortir des capillaires alvéolaires et à envahir le paroi de l'alvéole, occupent alors non plus seulement sa paroi, mais sa cavité qu'ils remplissent.

Nous sommes maintenant arrivés au terme ultime de l'évolution des lésions inflammatoires de la broncho-pneumonie. Leur caractère propre est d'être disséminées et de progresser par poussées successives dans les divers points d'un même foyer : c'est ainsi qu'on y voit à côté de lobules absolument sains, emphysémateux ou atélectasiés, d'autres lobules presque complètement abcédés et d'autres dont l'épithélium alvéolaire seul est atteint.

Avant de décrire l'évolution de ces lésions inflammatoires et leurs divers modes de terminaison, nous devons décrire les *lésions accessoires* qui, par leur

extrême fréquence et leur origine, font partie intégrante
des lésions de la broncho-pneumonie.

2° LÉSIONS ACCESSOIRES. — Parmi ces lésions accessoires, les unes, *inflammatoires*, sont dues soit à l'extension (artérite, pleurésie), soit à la propagation à
distance (lymphangite, adénite) des lésions essentielles.
Les autres, purement *mécaniques*, comme l'atélectasie
et l'emphysème, ont une origine encore controversée.

A. — *Lésions inflammatoires. Artérite.* Les artérioles
pulmonaires, satellites des bronchioles sus et intra-
lobulaires, sont presque toujours lésées dans la broncho-,
pneumonie. Ces lésions artérielles consistent en une
péri-artérite plus ou moins accentuée, plus ou moins
limitée et dont l'intensité et l'extension sont en raison
directe de l'étendue de la péribronchite et par conséquent de la durée de l'affection. Toujours limitée, du
moins au début, au point précis de la circonférence de
l'artériole qui confine à la bronche malade, elle peut, à
mesure que s'étend la péribronchite, s'étendre elle-
même à la totalité de la paroi artérielle : c'est en somme
une *lésion d'emprunt* qui résulte de l'extension par contiguité de la péribronchite à la paroi artérielle.

Nous devons ici faire observer qu'il n'y a jamais
d'endartérite dans la broncho-pneumonie et que, dans
tous les cas où l'on constate cette lésion, on peut
affirmer la coexistence de lésions tuberculeuses plus ou
moins anciennes avec les lésions de la pneumonie
lobulaire.

Lorsque cette péri-artérite est très intense, elle peut
amener l'ulcération des vaisseaux propres des artérioles
pulmonaires ou de ces artérioles elles-mêmes, et provoquer ainsi la production d'hémorrhagies lobulaires
massives bien distinctes des hémorrhagies alvéolaires
très légères qu'on attribue en général avec beaucoup de
vraisemblance à la transsudation du sang des capillaires des parois alvéolaires.

Les *lésions pleurales* sont fréquentes dans la broncho-pneumonie. Nous avons décrit plus haut leur siège et leur aspect : ce sont également des lésions inflammatoires dues à la propagation de l'inflammation des lobules sous-jacents : la plèvre est épaissie par les leucocytes diapédisés, et à sa surface se dépose un léger enduit fibrineux.

Lorsque la lésion locale du poumon tend à se propager, à se généraliser à l'organisme entier, la *lymphangite* interlobulaire et l'*adénite* des ganglions du hile et des ganglions trachéo-bronchiques marquent le début de cette généralisation, car c'est par la voie lymphatique que les agents pathogènes se propagent à l'organisme. Cette généralisation rapide et fréquente chez l'adulte est plus rare et en tous cas tardive chez l'enfant; aussi la lymphangite s'observe-t-elle plus rarement chez ce dernier chez qui le plus souvent elle se limite au voisinage des lobules hépatisés.

B. — *Lésions mécaniques.* Les lésions inflammatoires de la broncho-pneumonie déterminent souvent, dans les poumons, la production de lésions secondaires, l'*atélectasie* et l'*emphysème*. Presque constantes chez l'enfant, on les note souvent chez le vieillard; on ne les observe presque jamais chez l'adulte.

Leur mode de production est actuellement encore très controversé; seule, leur origine mécanique est admise sans contestation par tous les anatomistes qui s'accordent à refuser à l'inflammation toute part à leur détermination : l'absence des lésions élémentaires de l'inflammation (la congestion et la diapédèse) est en effet constante, hormis les cas fréquents d'ailleurs où l'inflammation les envahit.

L'*atélectasie* décrite par les divers auteurs sous les synonymes d'*état fœtal*, de *carnification*, de *collapsus pulmonaire*, est attribuée à l'obstruction des bronches par les produits inflammatoires qui formeraient un bouchon permettant à l'air des lobules de sortir à chaque expiration, mais qui, refoulé par l'inspiration, s'opposerait ainsi à toute rentrée d'air dans les lobules ; de là résulterait l'affaissement des alvéoles. On comprend combien l'étroitesse des bronches, la diminution de l'amplitude des mouvements respiratoires, et l'insuffisance· de leur puissance favorise la production de l'atélectasie aux âges extrêmes de la vie, et principalement chez l'enfant.

Quant à ses lésions histologiques, elles sont presque nulles, et les zones d'atélectasie, si nettes à l'examen macroscopique, ne montrent au microscope qu'une tuméfaction légère et souvent difficilement appréciable de l'épithélium alvéolaire. L'absence de toute lésion inflammatoire des·bronchioles et des alvéoles permettrait toujours de distinguer histologiquement cette lésion des lésions inflammatoires, si parfois l'inflammation n'envahissait les zones atelectasiées et ne venait ainsi rendre le diagnostic très difficile.

L'*emphysème*, plus fréquent encore, plus étendu et plus disséminé que l'atélectasie, est caractérisé histologiquement par la distension des alvéoles pulmonaires dont les parois sont extrèmement amincies : l'épithélium a généralement complètement disparu, les capillaires distendus s'atrophient et disparaissent également. La paroi alvéolaire distendue, amincie, réduite à sa charpente élastique, peut se perforer, et l'emphysème vésiculaire donner ainsi lieu à l'emphysème intervésiculaire et sous-pleural caractérisé par la présence de bulles d'air entre les lobules et sous le feuillet viscéral de la plèvre.

Cet emphysème est généralement attribué par les anatomistes à la dyspnée, aux efforts d'inspiration, et à la pression de l'air inspiré sur une surface respiratoire restreinte par les lésions d'hépatisation et d'atélectasie.

III

FORMES ANATOMIQUES

Les formes anatomiques de la broncho-pneumonie ont été multipliées comme à plaisir ; on en a créé de différentes suivant le siège des lésions, suivant leur degré, suivant leur confluence ou leur dissémination. Nous ne pensons pas qu'il soit nécessaire d'entrer dans le détail d'une description qui n'aurait aucun avantage, et de plus présenterait le défaut grave de rendre encore plus confuse une question déjà si complexe.

Parmi les formes nombreuses qu'on a décrites, nous en maintiendrons quelques-unes dont la distinction repose non seulement sur des données anatomiques bien établies, et sur une symptomatologie différente, mais peut-être aussi sur des origines microbiennes distinctes.

I. — La forme la plus fréquente et la plus caractéristique est la *forme lobulaire à foyers disséminés*, celle que son aspect a fait également nommer la *broncho-pneumonie mamelonnée* : elle peut être considérée comme le type de la broncho-pneumonie ; c'est d'ailleurs la forme la plus fréquente de la broncho-pneumonie de l'enfant, et l'étiologie nous enseignera que la broncho-pneumonie est une affection presque spéciale à l'enfance. Cette forme que nous avons prise pour type dans la description des lésions anatomiques de la broncho-pneumonie, est, on se le rappelle, caractérisée par des lésions irrégulièrement réparties dans les régions inférieures et postérieures des deux poumons où les foyers lobulaires enflammés forment des mamelons saillants au-dessus des lobules sains qui les environnent. Isolés ou réunis en foyers d'étendue variable, les lobules enflammés se présentent tous à des degrés variables de l'évolution des lésions ; dans tous, la bronchiole et le lobule qui en dépend sont atteints, mais dans tel lobule la bronche sera légèrement lésée et les alvéoles à peine splénisés, alors que la bronchiole du lobule voisin sera détruite, et le lobule abcédé dans sa totalité.

II. — Dans la *bronchite capillaire*, les lésions sont plus confluentes, plus cohérentes ; elles occupent dans les parties postérieures des poumons des territoires très étendus ; elles sont donc groupées d'une façon différente ; elles sont aussi tout autrement réparties dans le lobule.

La bronchiole est lésée plus ou moins profondément, tandis que les alvéoles ne sont atteints que très superficiellement. Même on avait cru longtemps à la localisation stricte des lésions à la bronchiole et à l'intégrité des alvéoles ; mais en réalité, dans la bronchite capillaire, l'épithélium alvéolaire est toujours lésé, si légèrement que ce soit.

La bronchite capillaire est en somme une bronchopneumonie dans laquelle les lésions lobulaires sont si généralisées, si confluentes que la mort survient à la période bronchitique, initiale, avant que l'alvéole ait pu être profondément lésé.

Aussi l'évolution clinique de la bronchite capillaire est-elle rapide, souvent même presque foudroyante : l'asphyxie détermine la mort bien avant que l'infection ait eu le temps de se généraliser ; cela nous explique la dénomination de *catarrhe suffocant* sous laquelle on la désigne souvent en clinique.

III. — La *forme pseudo-lobaire* occupe pour ainsi dire une place intermédiaire entre la forme lobulaire disséminée et la bronchite capillaire : ses lésions sont plus groupées, plus conglomérées que celles de la forme lobulaire disséminée ; elles sont moins étendues, plus limitées que celles de la bronchite capillaire.

Occupant également la bronchiole et le lobule, elles

y sont plus uniformément réparties que dans les formes précédentes; bronchiole et lobule sont lésés presque au même degré. Les lésions des divers lobules d'un même foyer sont enfin plus simultanées que dans la forme lobulaire disséminée.

En somme, la forme pseudo-lobaire de la broncho-pneumonie est anatomiquement caractérisée par la répartition plus ou moins régulière des lésions inflammatoires, sinon dans un lobe entier, du moins dans un territoire toujours assez étendu du parenchyme pulmonaire. Le territoire entier qu'elles occupent est constitué par des lobules enflammés, sans interposition entre eux de lobules sains ou atteints de lésions d'ordre mécanique.

De nombreux caractères rapprochent donc cette forme de pneumonie lobulaire, de la pneumonie lobaire : la topographie des lésions, et, comme nous le verrons; le mode d'évolution clinique sont de nombreux points communs entre la broncho-pneumonie pseudo-lobaire et la pneumonie lobaire franche.

Il est vrai que dans un foyer pseudo-lobaire de broncho-pneumonie, les lésions se présentent dans les lobules multiples qui le constituent, à des stades divers de leur évolution; les lésions des bronchioles y sont d'autre part plus accentuées que dans la pneumonie franche. Mais on n'ignore pas que dans un même foyer de pneumonie franche, les lésions ne sont pas dans tous les points au même degré, et que les lésions bronchiques, si faibles qu'elles soient, y sont constantes.

On doit enfin noter, dans la broncho-pneumonie pseudo-lobaire, un caractère constant qui manque souvent dans la pneumonie lobaire : il s'agit du siège bilatéral des lésions. Presque toujours, en effet, un foyer pseudo-lobaire de broncho-pneumonie s'accompagne dans l'autre poumon d'un foyer toujours plus restreint de lésions inflammatoires, simulant souvent la forme lobulaire disséminée, n'était l'absence d'interposition de lobules sains entre les lobules lésés.

Nous nous garderons d'interpréter ici la pathogénie de ces différentes formes de la broncho-pneumonie ; cette question ne pourra être traitée que lorsque nous en aurons étudié les causes. Nous voulons nous en tenir à leur description anatomique, en faisant ressortir les caractères qui les distinguent, ceux qui les différencient comme ceux qui les rapprochent.

— Nous ne nous sommes appuyé, dans la différenciation de ces diverses formes, que sur la répartition topographique des lésions inflammatoires. Les lésions mécaniques, l'atélectasie et l'emphysème n'y jouent aucun rôle, car dans ces trois formes elles sont presque constantes chez l'enfant, beaucoup moins fréquentes chez le vieillard, très rares chez l'adulte. Seul en effet l'âge du malade les provoque : l'étroitesse des bronches et le degré variable des forces respiratoires en sont la cause et nous verrons dans quelles proportions variables on doit faire intervenir ces causes dans leur détermination aux âges extrêmes de la vie.

IV

ÉVOLUTION DES LÉSIONS

Les lésions que nous venons d'étudier, pour ne parler que des lésions inflammatoires, peuvent évoluer dans divers sens. Les lésions mécaniques disparaissent avec la cause qui les a déterminées, c'est-à-dire avec les lésions inflammatoires : elles disparaissent généralement sans laisser de traces ; seul l'emphysème peut être l'origine de lésions emphysémateuses chroniques, indélébiles, que nous nous contentons de signaler sans y insister davantage.

L'évolution des lésions inflammatoires est d'autant plus facile et plus intéressante à suivre que, comme nous l'avons vu, chaque foyer de broncho-pneumonie

évolue pour ainsi dire pour son propre compte, et que,
pour peu que la pneumonie lobulaire dure plus d'une
semaine, ce qui est la règle, on peut, dans un même
poumon, observer en certains points des lésions récentes,
alors que dans d'autres on les verra entrer en résolution, ou bien suppurer, ou bien même commencer à se
scléroser.

Les lésions inflammatoires de la broncho-pneumonie
peuvent aboutir en effet :

À la résolution;

À la suppuration;

À la sclérose.

1° *Résolution.* — Toute lésion de broncho-pneumonie,
quel que soit le degré qu'elle ait atteint, peut aboutir à
la résorption de l'exsudat et à la guérison, sans qu'il
persiste de trace apparente de la lésion. L'exsudat subit
la transformation granulo-graisseuse et disparaît par
résorption; l'épithélium alvéolaire et bronchique se
reconstitue, et toute trace de lésion disparaît.

Malheureusement, ce mode de terminaison est loin
d'être le plus fréquent, et en tous cas la résolution est
extrêmement lente.

2° C'est à la *suppuration* qu'aboutissent le plus souvent les lésions de la broncho-pneumonie. — La suppuration ne survient que lorsque l'affection dure un certain
temps; on ne la constate guère que 8 ou 10 jours après
le début; elle est extrêmement fréquente chez l'enfant
où la durée de la broncho-pneumonie dépasse le plus
souvent cette limite de temps. En un mot, la broncho-
pneumonie suraiguë ne suppure pas, la broncho-pneumonie subaiguë suppure presque toujours.

Nous avons vu que dans le lobule l'inflammation
progressait toujours de la bronche vers l'alvéole; et
que les lésions étaient toujours plus anciennes et plus
marquées dans les bronches que dans les alvéoles qui
en dépendent.

Mais, pendant que l'inflammation se propage suivant

la continuité des voies aériennes de la bronche à l'alvéole, elle s'étend aussi en contiguïté ; c'est ainsi que la bronchite et la péribronchite aboutissent à la constitution de ce que M. *Charcot* a étudié et décrit sous le nom de *nodule péribronchique*.

L'infiltration leucocytique qui occupe les parois des bronchioles, gagne progressivement le tissu conjonctif qui les entoure, refoule d'abord les alvéoles voisins, puis les englobe dans sa masse, ainsi que l'artériole pulmonaire satellite de la bronche. On voit alors autour d'une bronchiole dont les parois sont détruites et la lumière comblée par les leucocytes, une infiltration leucocytique plus ou moins étendue, englobant les alvéoles les plus proches et comblant leur cavité : ces alvéoles sont déformés, aplatis, allongés, incurvés en croissants qui enveloppent la bronche d'une série de cercles concentriques ou excentriques par rapport à la bronche, suivant les hasards de la coupe. Généralement, ce nodule est plus étendu du côté de la bronche opposée à l'artériole : celle-ci semble s'opposer dans une certaine mesure à l'extension de l'infiltration des leucocytes vers les alvéoles qu'elle sépare de la bronche.

Ce nodule péribronchique, si fréquent qu'il soit dans les broncho-pneumonies subaiguës, n'est donc qu'un accident de l'évolution de la péribronchite : la propagation de l'inflammation suivant la continuité des voies aériennes est la règle ; son extension, suivant la contiguïté des tissus, est l'exception.

L'infiltration leucocytique, qui progresse de la bronche comme centre vers la périphérie du lobule, aboutit à la suppuration qui naturellement progresse dans le même ordre.

L'*abcès péribronchique* s'élargit de plus en plus et forme ainsi ce que l'on a nommé les *grains jaunes* et les *vacuoles*.

Si tous les anatomistes s'accordent à donner le nom de *grains jaunes* aux abcès péribronchiques, tous ne s'accordent pas sur ce que l'on doit désigner sous le nom de *vacuoles*; tandis que quelques-uns accordent cette dernière dénomination aux abcès lobulaires, d'autres la réservent aux vésicules d'emphysème dans lesquelles du pus aurait été mécaniquement projeté.

Parfois, mais très rarement, l'ouverture de ces abcès dans la cavité pleurale peut donner lieu à la formation d'un pyo-pneumothorax.

3° *Sclérose.* — La suppuration n'est pas précoce, et nous venons de voir que le nodule et les abcès péri-bronchiques étaient des accidents plus ou moins tardifs de l'évolution de la broncho-pneumonie n'appartenant déjà plus à sa phase aiguë. Si la mort ne survient pas au moment de la suppuration, les lésions peuvent tendre à la réparation, réparation toujours incomplète, qui se manifeste anatomiquement par la tendance à la sclérose, cliniquement par une allure plus torpide des phénomènes généraux et une gravité moindre des troubles fonctionnels.

A cette *phase chronique* de la broncho-pneumonie, les poumons ont un aspect tout différent de celui qu'ils présentent pendant les périodes aiguës ou subaiguës : les zones d'inflammation de la période aiguë, c'est-à-dire les parties postérieures et inférieures des poumons, ont une couleur rose violacée, leur consistance est dense, leur coupe lisse, sèche, dépourvue de granulations ; en ces points le tissu pulmonaire offre l'aspect de la chair musculaire, d'où le nom de *carnisation* que *Legendre* et *Bailly* avaient donné à l'ensemble de ces lésions dont MM. Charcot, Rendu, Ollivier et Balzer ont fait une étude très complète. La coupe des poumons carnisés y montre les orifices nombreux, arrondis, des bronches dilatées dont les parois sont détruites et la cavité remplie d'un pus jaunâtre épais. Cette dilatation des bronches est parfois tellement prononcée qu'elle donne aux poumons un aspect aréolaire qu'on a comparé à la coupe d'un fromage de gruyère.

L'examen microscopique dénote autour des bronches la formation de tissu conjonctif jeune avec des noyaux nombreux où se montrent quelques fibrilles conjonctives : c'est le début de la sclérose. Ces parois conjonctives sont revêtues d'un épithélium cubique, mais les fibres musculaires y ont disparu. Dans cette plaque de sclérose au milieu de laquelle est percée la lumière de la bronche, on trouve près de celle-ci l'artériole dont les parois sont également épaissies, mais sans que sa lumière soit rétrécie.

Ces lésions de réparation, ou pour mieux dire de sclérose au début, se retrouvent dans les parois des *alvéoles* qui sont extrêmement épaissies par du tissu conjonctif jeune et dont l'épithélium aplati est remplacé par des cellules cubiques. Par places on trouve encore, dans la cavité de l'alvéole, les traces de dégénérescence graisseuse des cellules desquamées et en voie de résorption.

Les espaces interacineux et interlobulaires sont également épaissis par la sclérose.

Ces lésions, on le voit, tendent à la sclérose, à la *cirrhose du poumon*, et, en effet, l'*atrophie scléreuse* de cet organe sera le terme ultime de leur évolution.

Le poumon peut être réduit au volume du poing : sa couleur est ardoisée, sa surface sèche et lisse, sa consistance dure; il crie sous le couteau. La plèvre lui forme une coque épaisse; à la coupe apparaissent les orifices toujours plus ou moins dilatés des bronches. On comprend la conséquence de cette atrophie scléreuse du poumon, les déformations thoraciques et fréquemment les lésions cardiaques qui s'en suivent; aussi peut-on prévoir que de telles lésions, heureusement assez rares et en tous cas très rarement aussi prononcées, seront incompatibles avec une longue durée de l'existence.

CHAPITRE IV

SYMPTÔMES. ÉVOLUTION CLINIQUE

Sommaire. — Variabilité extrême de l'expression clinique de la broncho-pneumonie. — Nécessité d'en décrire une forme schématique.

I. *Forme commune de la broncho-pneumonie.* — Débuts insidieux. Période d'état. — Etude des différents symptômes.
Troubles fonctionnels : ce sont les plus accusés et les plus constants. — Prépondérance de la dyspnée. — Asphyxie.
Signes physiques : Ils sont hors de proportion avec la dyspnée. Ils sont mobiles, fugaces, disséminés.
Phénomènes généraux.

II. *Formes cliniques.* — Multiplicité des causes qui modifient cette forme schématique; la forme anatomique de la lésion est la plus importante de ces causes.
1° Forme lobulaire à foyers disséminés : c'est celle qui de toutes se rapproche le plus de la forme schématique; elle est le type de la broncho-pneumonie.
2° Bronchite capillaire.
3° Forme pseudo-lobaire.

III. *Marche* et *Durée.* — Influence prépondérante de la forme anatomique de la broncho-pneumonie.
Formes suraiguës, aiguës, subaiguës.
La forme subaiguë est la plus fréquente; elle procède par poussées successives.
Importance des lésions mécaniques dans l'évolution clinique de la broncho-pneumonie.
Formes latentes. — Formes frustes.

IV. *Terminaison.* — De la mort dans la broncho-pneumonie. — Mort par asphxyie : la broncho-pneumonie tue le plus souvent l'adulte par infection, l'enfant presque toujours par asphyxie.
Guérison : elle est lente, graduelle, souvent entravée par des rechutes.
Chronicité : ce qu'il faut entendre par broncho-pneumonie chronique.

V. *Complications.*

Elles sont immédiates ou tardives, locales ou générales.

  Complications immédiates locales : Pleurésies, gangrène pulmonaire, abcès du poumon. Pneumothorax, hémorrhagies pulmonaires. — Ces complications ne sont le plus souvent révélées qu'à l'autopsie.

Complications immédiates générales : convulsions.

Complication tardive : tuberculose pulmonaire.

L'extrême variabilité des symptômes de la broncho-pneumonie et la diversité des formes que revêt son expression clinique semblent défier toute description didactique de sa symptomatologie et de son évolution.

Tantôt survenant brusquement, elle évolue avec une rapidité effrayante et se manifeste par un ensemble de symptômes locaux et généraux d'une gravité exceptionnelle. Tantôt, au contraire, elle s'établit insidieusement, sans fracas, et procède par poussées successives, semblant un jour rétrocéder pour subir le lendemain une aggravation nouvelle.

Quelle que soit la gravité des troubles fonctionnels et l'intensité des phénomènes généraux, tout peut parfois se borner à des symptômes de bronchite, alors que dans d'autres cas cette même bronchite peut donner lieu à la formation de foyers de pneumonie, tantôt fixes, tantôt et plus souvent mobiles, fugaces, se déplaçant du jour au lendemain, d'un moment à l'autre.

Cette même broncho-pneumonie enfin qui, chez le vieillard, affecte de préférence telle forme bien déterminée, prendra chez l'adulte et chez l'enfant des allures toutes différentes et chez des sujets de même âge, se manifestera sous des aspects divers selon qu'elle surviendra primitivement, d'emblée, ou qu'elle viendra compliquer, à titre d'infection secondaire, l'une des maladies infectieuses dont elle vient si souvent entraver la guérison et aggraver le pronostic.

En un mot la grande variabilité des symptômes constitue la caractéristique de l'expression clinique de la broncho-pneumonie. Et l'on s'en rendra compte si l'on considère que, dans cette affection, cette variabilité des manifestations symptomatiques tient non seulement au degré de virulence de l'agent pathogène, mais encore à l'extension et à la propagation des lésions, et enfin à l'âge et à l'état antérieur du malade lui-même.

Devons-nous pour cela renoncer à donner une description d'ensemble des symptômes de la broncho-pneumonie et décrire les formes si diverses sous lesquelles elle se présente et tous les points de vue sous lesquels on peut l'envisager ?

Telle n'est certes pas notre intention, car il n'est pas impossible de tracer les grandes lignes du tableau clinique de la broncho-pneumonie, d'en esquisser la forme la plus commune, celle sous laquelle elle se présente le plus habituellement à nous ; forme schématique il est vrai, à laquelle chacune des conditions multiples que nous venons d'énumérer donne un cachet spécial, mais qu'il nous sera facile de modifier ensuite en l'envisageant à ces divers points de vue et en indiquant alors les caractères propres à chacune de ces différentes formes.

I

FORME COMMUNE DE LA BRONCHO-PNEUMONIE

Débuts. — Lorsque, dans le cours ou pendant la convalescence d'une maladie infectieuse telle que la rougeole, la diphtérie, la coqueluche, on verra la température remonter, en même temps que surviendra une toux sèche, fréquente, douloureuse, on devra redouter l'apparition de la broncho-pneumonie.

Son *début* est rarement brusque, surtout lorsqu'elle est secondaire : pas de point de côté, ni de frisson, ni d'élévation brusque de la température, comme dans la

3

pneumonie franche ; c'est *insidieusement*, sans fracas qu'elle survient d'habitude.

La température s'élève progressivement, chaque soir plus élevée que la veille ; l'enfant est agité, inquiet, s'assied souvent sur son lit ; son sommeil est souvent interrompu, sa face est animée ; ses pommettes rosées. En même temps qu'une toux sèche, fréquente, douloureuse, la dyspnée fait prévoir une complication pulmonaire et pourtant l'auscultation ne révèle que des signes de bronchite hors de proportion avec les phénomènes généraux et les troubles fonctionnels qu'on observe.

Mais bientôt un ensemble de signes physiques, de troubles fonctionnels et de symptômes généraux permettra d'établir le diagnostic de la broncho-pneumonie.

C'est au bout d'environ 3 ou 4 jours de ces symptômes vagues que sont au complet les symptômes de la broncho-pneumonie que nous décrirons sous le nom de *période d'état*.

PÉRIODE D'ÉTAT. — 1° Les *troubles fonctionnels* qui marquent le début de la broncho-pneumonie acquièrent bientôt une importance capitale qui, pendant toute la durée de la maladie, leur assigne une place prépondérante dans la description des symptômes de cette affection.

Le plus important, et l'on pourrait presque dire le seul de ces troubles fonctionnels, est la *dyspnée*. L'enfant assis sur son lit, le corps penché en avant, les bras appuyés aux barreaux de sa couchette, cherche avidement l'air qui lui manque : sa face livide, cyanosée, ses yeux hagards, effarés, expriment l'angoisse de l'asphyxie. A chaque inspiration les ailes du nez s'élèvent et s'élargissent, les commissures labiales s'abaissent, les épaules se soulèvent, tous les muscles inspiratoires prennent part à la lutte contre les progrès de l'asphyxie.

La respiration est accélérée, et peut atteindre le

chiffre de 30 à 80 inspirations par minutes, mais ce qu'elle gagne en rapidité, elle le perd en amplitude, et l'on sait que l'amplitude des mouvements de thorax est extrêmement diminuée, aussi la quantité d'air qui pénètre dans les poumons est-elle diminuée d'autant.

La dypsnée de la broncho-pneumonie est une dyspnée inspiratrice : le rythme respiratoire est donc interverti ; c'est, comme on l'a nommée, une *respiration expiratrice*. A l'inverse de ce qui se passe dans la respiration normale, le rythme respiratoire semble commencer par une expiration courte et brusque pendant laquelle le ventre est déprimé et les organes abdominaux refoulés brusquement dans la cavité thoracique. Après une courte pause, l'inspiration survient prolongée, puissante, énergique, s'accompagnant souvent d'une sorte de *heu* sec et strident ; le ventre se ballonne ; il est comme projeté en avant, séparé du thorax par le sillon chondro-sternal exagéré. Puis, après une pause plus longue, ce rythme respiratoire reprend plus accentué, plus accéléré à mesure que l'asphyxie s'accroît jusqu'au moment où surviendra un calme trompeur, précurseur de la mort.

La *toux* est fréquente, brève, pénible, douloureuse, souvent quinteuse chez l'enfant, en dehors même de la coqueluche, car l'on sait que les quintes de la coqueluche disparaissent d'habitude lorsque survient une complication fébrile broncho-pulmonaire.

L'*expectoration*, nulle chez l'enfant et presque toujours aussi chez le vieillard, n'a d'ailleurs chez l'adulte aucun caractère important. C'est une expectoration muqueuse ou muco-purulente qui n'a aucun des caractères si nets et si particuliers de l'expectoration de la pneumonie franche.

Il est fort rare de noter un point de côté dans la broncho-pneumonie, et peut-être, lorsqu'on le constate, peut-on l'attribuer à une pleurésie concomitante. Mais il est presque de règle que les malades accusent à l'épigastre et aux hypochondres des douleurs qu'on peut, avec une grande apparence de raison, mettre sur le compte de la dyspnée et des efforts d'inspiration.

SIGNES PHYSIQUES. — Lorsque, guidé par la gravité de ces troubles fonctionnels, on cherchera par l'auscultation, la percussion et la palpation, l'explication de leur intensité, on verra que les signes physiques que fournira l'exploration des poumons n'auront que très rarement une étendue et une intensité proportionnelles à la gravité de la dyspnée.

Le premier caractère des signes physiques de la broncho-pneumonie est donc d'être hors de proportion avec l'intensité de la gêne respiratoire. Un autre caractère non moins important est leur extrême *mobilité* et leur *variabilité*.

L'*auscultation* ne permettra de saisir au début que des signes de bronchites : *râles sonores sibilants* et *râles sous-crépitants* fins, fugaces, disséminés, apparaissant par bouffées, indices de la bronchite capillaire qui ne va pas tarder à gagner l'alvéole.

Bientôt en effet se montrent par places, discrètement, en des points très limités, des *râles crépitants*, voire même du *souffle*. Hâtons-nous d'ailleurs d'ajouter que ce souffle est loin d'être constant, qu'il s'entend toujours dans un espace très restreint, et que parfois alors l'auscultation du cri dénote de la *broncho-phonie*.

Ces signes stéthoscopiques qui sont l'expression clinique des lésions anatomiques de bronchite et d'alvéolite (splénisation et hépatisation) se constatent là où l'examen anatomique des poumons nous a décelé la présence de ces foyers de broncho-pneumonie, en arrière, à la base du thorax, presque toujours des deux côtés.

Ils sont, nous l'avons dit, extrêmement fugaces et mobiles : telle région qui, à un moment donné, paraissait être indemne de toute lésion peut, en quelques heures, laisser percevoir à l'ausculation des râles sous-crépitants, des râles crépitants ou même du souffle, indice d'une hépatisation plus ou moins étendue du parenchyme pulmonaire. De même, telle autre région qui présentait ces mêmes symptômes peut en quelques heures, ne plus dénoter à l'oreille que de simples lésions de bronchite.

Dans les régions antérieures, antéro-latérales et supérieures des poumons, on ne percevra guère ces signes fugaces des lésions inflammatoires. L'auscultation y fera entendre des signes moins mobiles, plus fixes, plus étendus; à coté des zones d'atélectasie où le murmure vésiculaire ne s'entend plus, on trouvera des zones d'expiration sifflante et prolongée, indice des lésions d'emphysème.

On comprend qu'avec une telle mobilité et une étendue si restreinte des lésions, la percussion et la palpation ne donnent que des renseignements variables et d'une importance presque nulle.

Tantôt en effet les vibrations thoraciques sont exagérées, tantôt elles sont diminuées, dans des limites toujours très restreintes; et le plus souvent même, la *palpation* ne dénote aucune modification dans la transmission normale des vibrations thoraciques.

La *percussion* elle-même pourra dénoter en avant l'exagération de la sonorité propre à l'emphysème; mais l'extrême exiguïté des foyers disséminés de broncho-pneumonie explique qu'on ne trouve de matité et de diminution de l'élasticité des parois thoraciques que lorsque l'on a affaire à la forme pseudo-lobaire.

Phénomènes généraux. — Les phénomènes généraux auxquels donne lieu la broncho-pneumonie ont une intensité des plus variables.

Tantôt la maladie affectant les allures d'une maladie infectieuse, les symptômes généraux prennent dans le tableau clinique une importance prépondérante; tantôt, et c'est la règle chez l'enfant, l'affection garde pendant toute la durée de son évolution les caractères d'une

maladie asphyxique dans laquelle les troubles dyspnéiques dominent la scène et les phénomènes généraux
infectieux sont d'autant moins accusés.

La *température* ne dépasse guère 40°; le plus souvent même elle se maintient entre 38°,5 et 39°,5; plus
élevée le soir que le matin, ses oscillations sont généralement courtes, et la température du matin n'est que de
quelques dixièmes de degrés inférieure à celle du soir.
Presque jamais elle n'atteint brusquement son acmé
comme dans la pneumonie franche, et nous avons vu
plus haut que son ascension était irrégulière, progressive.

Le *pouls* est rapide, fréquent, mais faible, dépressi-
ble; les pulsations atteignent souvent le chiffre de 130
à 160 par minute.

L'*inappétence*, la *soif* et la *constipation* sont de règle.
Les vomissements sont rares.

Les *urines* rares, peu abondantes, foncées, riches en
sels, ne sont presque jamais modifiées dans leur compo-
sition, du fait de la broncho-pneumonie, et la présence
de l'albumine sera presque toujours due à la scarlatine
ou à la diphtérie, bien plus qu'à leur complication pulmonaire.

Les *convulsions*, bien que très rares, peuvent pourtant
se montrer chez l'enfant chez qui, on le sait, la moindre
cause peut les provoquer.

L'*agitation*, le *délire*, l'*insomnie*, où d'autres fois
l'*affaissement* et l'*assoupissement* accompagnent toujours
l'évolution de la broncho-pneumonie; l'agitation marque presque toujours le début de l'affection, quel que
soit l'âge du malade; plus tard, lorsque progresse
l'asphyxie, survient un apaisement qui peut faire croire
à la guérison prochaine, mais qui est un symptôme du
plus fâcheux augure, car c'est presque toujours dans
l'affaissement et une sorte de demi-coma que survient
la mort, surtout chez l'enfant.

II

FORMES CLINIQUES

Le tableau clinique que nous venons d'esquisser est celui de la forme commune de la broncho-pneumonie. Nous avons voulu montrer comment évoluait le plus souvent cette affection, quels étaient les symptômes qui permettaient d'en faire le diagnostic, quelle était leur succession : nous avons pour cela décrit la broncho-pneumonie chez l'enfant.

Cette schématisation des symptômes de la broncho-pneumonie a l'avantage de tous les schémas : celui de montrer le mode le plus fréquent de l'évolution d'une maladie. Mais elle en a aussi le défaut : celui de laisser de côté les types anormaux, auxquels le schéma ne peut naturellement s'appliquer.

Il convient donc de montrer comment ce type le plus commun de la broncho-pneumonie peut dévier, comment il peut être modifié dans les diverses parties qui le constituent.

Une des modifications les plus générales qui puissent lui être apportées provient de la répartition anatomique des lésions : la bronchite capillaire, la forme pseudo-lobaire et la forme lobulaire à foyers disséminés ne se présentent pas sous le même aspect.

Chacun de ces types peut, à son tour, évoluer d'une façon différente, comme nous le verrons plus loin en étudiant la marche de la broncho-pneumonie.

Enfin, l'étude des conditions étiologiques dans lesquelles la pneumonie lobulaire s'est développée, nous enseignera que chacune de ces conditions peut imprimer à cette affection un cachet spécial et la faire dévier de son type habituel.

1° FORME LOBULAIRE A FOYERS DISSÉMINÉS. — La *forme lobulaire à foyers disséminés*, décrite également sous les noms de *pneumonie lobulaire disséminée*, *d'hépatisation disséminée*, de *broncho-pneumonie mamelonnée*, est la plus fréquente de toutes les formes anatomiques et cliniques de la broncho-pneumonie, c'est le type le plus parfait de la broncho-pneumonie. C'est d'ailleurs la forme que nous avons choisie pour la description générale des symptômes, et nous n'y reviendrons ici que pour insister sur les caractères qui la distinguent des autres formes.

Anatomiquement, elle procède par foyers isolés, peu étendus, disséminés, qui se forment successivement, et évoluent chacun pour sa propre part.

Cette répartition anatomique des foyers lobulaires et leur mode d'évolution expliquent l'expression clinique que revêt la forme lobulaire disséminée de la broncho-pneumonie.

Son début est insidieux, à peine indiqué par une toux légère et une faible élévation de la température.

Les signes physiques nuls si le foyer est très limité ou situé trop profondément dans le parenchyme pulmonaire, ne sont le plus souvent perçus qu'en des points très limités, et ne peuvent être décelés que par un examen minutieux de tout le thorax. Ils sont toujours très fugaces et très mobiles, semblent quitter un lobule pour en envahir un autre, représentant en somme le tableau clinique de ces formes de pneumonie bâtarde qu'on désignait jadis sous le nom de *pneumonies serpigineuses* ou de *pneumonies érysipélateuses*, qui ne sont en réalité que des broncho-pneumonies à foyers disséminés. Les récentes conquêtes de la bactériologie nous ont du reste appris qu'il y avait plus qu'une analogie dans la marche progressivement envahissante entre l'érysipèle et ces broncho-pneumonies et que leur communauté d'origine bactérienne permettait, comme l'a dit Lœffler, de considérer ces dernières comme de véritables érysipèles du poumon.

Si ces divers foyers sont assez étendus pour donner lieu à la production de signes stéthoscopiques nettement perceptibles, on pourra suivre l'évolution des lésions dans un même foyer, et entendre le souffle succéder aux râles crépitants, aux râles sous-crépitants et aux râles bronchiques.

L'évolution des symptômes généraux suit celle des signes physiques, et les oscillations de la température indiquent la marche des lésions : la maladie évolue par poussées successives dont la durée et la gravité sont en rapport avec l'étendue des territoires hépatisés ; l'exacerbation simultanée des symptômes généraux, fonctionnels et physiques, indique l'éclosion d'un nouveau foyer de broncho-pneumonie.

La marche de cette forme est toujours lente ; sa durée moyenne est de 2 à 3 semaines, mais elle peut excéder un mois ; la convalescence enfin est souvent entravée par l'apparition de nouveaux foyers dont l'évolution retarde la guérison et peut parfois amener la mort du petit malade.

Il est inutile d'ajouter à ce que nous avons déjà dit que ce tableau clinique et l'évolution de cette forme même n'ont rien de fixe, et l'on peut dire en règle générale que l'intensité des symptômes, la rapidité de l'évolution et la gravité du pronostic sont en raison directe de l'étendue des foyers et de leur confluence.

2º BRONCHITE CAPILLAIRE. — On désigne sous les noms de *bronchite capillaire*, de *catarrhe suffocant*, de *broncho-pneumonie disséminée suraiguë*, de *forme bronchitique de la broncho-pneumonie*, une forme de cette affection caractérisée par l'inflammation massive des bronches capillaires d'un territoire plus ou moins étendu du parenchyme pulmonaire.

Elle succède parfois à une bronchite simple, à une inflammation des grosses bronches, mais souvent aussi elle débute brusquement, d'emblée, au milieu d'une santé parfaite.

Très fréquente chez l'enfant, elle apparaît souvent aussi chez l'adulte, et c'est de toutes les formes de la broncho-pneumonie celle qui se montre le plus souvent à cet âge.

Lorsqu'elle succède à l'inflammation des grosses bronches, son début peut être rapide, mais progressif : la dyspnée s'accroît, la température s'élève, la toux devient plus fréquente, et bientôt on constate tous les signes de l'inflammation des bronches capillaires. Souvent aussi, elle éclate brusquement, sans qu'aucun symptôme prémonitoire puisse faire prévoir cette aggravation subite d'une bronchite en apparence normale.

Dans quelques cas enfin, elle apparaît brusquement, d'emblée, sans avoir été précédée par l'inflammation des grosses bronches. Cette forme primitive, à début brusque, à marche rapide, se termine le plus souvent par la mort. Elle se montre de préférence dans certaines épidémies, et l'extrême rapidité de son évolution ainsi que la gravité effrayante de ses symptômes a souvent fait méconnaître sa véritable origine, car la bronchite capillaire ne fait pas exception à la règle générale, et comme toutes les autres formes de la broncho-pneumonie, elle survient d'habitude, à titre d'infection secondaire, dans le cours de certaines maladies infectieuses, et en particulier de la rougeole.

Que son début soit subit ou progressif, la bronchite capillaire s'annonce rarement par un frisson et un point de côté, à la façon de la pneumonie franche. Une dyspnée intense et une élévation brusque et considérable de la température marquent son invasion et dominent la scène morbide pendant toute la durée de son évolution.

La gêne respiratoire est extrême : les malades assis sur leurs lits, la tête rejetée en arrière, la face livide, cyanosée, les yeux saillants, les bras arc-boutés aux barreaux de leurs lits, mettent en jeu tous leurs muscles inspirateurs.

Les inspirations fréquentes, pénibles, superficielles s'accompagnent de dilatation des ailes du nez ; la bouche ouverte semble avoir 'soif d'air, et l'anxiété du visage exprime l'angoisse de l'asphyxie. — Cette dyspnée extrême dès le début s'accroît sans cesse, rendant tout repos impossible et provoquant cette agitation continuelle des malades qui cherchent incessamment une position nouvelle qui puisse rendre leur respiration plus facile.

Le nombre des respirations est accru, mais celles-ci sont d'autant plus superficielles qu'elles sont plus fréquentes : l'inspiration longue, sifflante, est suivie d'une expiration brève qu'une nouvelle inspiration vient aussitôt interrompre.

La toux est humide, quinteuse, pénible ; elle s'accompagne de douleurs vives au niveau de la pointe du sternum et des attaches costales du diaphragme. Elle est de temps en temps suivie, sinon dans l'enfance, du moins chez l'adulte, d'une expectoration peu abondante, muqueuse, parfois striée de sang, suivie d'une courte rémission de la dyspnée.

La température, toujours fort élevée, oscille généralement entre 39°,5 et 41°, avec de faibles rémissions matinales. Le pouls est petit, dur, serré, fréquent.

L'auscultation ne laisse entendre que des râles sous-crépitants fins et des râles sibilants disséminés dans toute la hauteur des deux poumons, et prédominant en arrière. Ni la palpation, ni la percussion ne dénotent d'habitude aucune modification dans la transmission des vibrations thoraciques, aucune anomalie dans la résonnance des parois.

La bronchite capillaire évolue rapidement et se termine le plus souvent par la mort qui survient en général du 5e au 12e jour, parfois même beaucoup plus tôt, le 2e ou le 3e jour.

L'asphyxie est la cause de la mort : au bout de quelques jours de lutte, le calme survient progressivement ; l'anxiété diminue, l'agitation s'apaise ; les respirations aussi fréquentes, de plus en plus superficielles, deviennent moins pénibles; la température elle-même s'abaisse parfois, mais la cyanose s'accroît et le coma survient, précurseur d'une mort prochaine.

Seules, la diminution de fréquence de la respiration et la disparition des phénomènes d'asphyxie indiquent une amélioration véritable, et la sédation de la dyspnée annonce la guérison qui survient alors rapidement.

Longtemps décrite comme une entité morbide distincte par ses lésions anatomiques et sa symptomatologie de la broncho-pneumonie, la bronchite capillaire en est actuellement considérée comme une forme spéciale : sorte de broncho-pneumonie à évolution suraiguë dont les lésions généralisées s'en tiendraient aux bronches capillaires faute du temps nécessaire pour gagner les alvéoles qui en dépendent.

Cette généralisation des lésions des bronchioles explique la prédominance de la dyspnée, la rapidité de la mort par asphyxie, et l'absence des lésions alvéolaires d'hépatisation ainsi que des signes physiques auxquels elles donnent lieu.

L'autopsie des malades qui succombent au catarrhe suffocant montre en effet qu'il s'agit bien là d'une bronchiolite généralisée ; mais la lésion des bronchioles, si prédominante qu'elle soit, ne s'en tient jamais là, et toujours les alvéoles sont touchés. L'alvéolite est légère, superficielle, il est vrai ; elle se borne à une simple tuméfaction de l'épithélium, mais cet engouement, cette splénisation, si légère qu'elle soit, ne manque jamais, et l'inflammation ne reste jamais strictement localisée aux bronchioles ; en d'autres termes, la bronchite capillaire pure n'existe pas.

On peut même souvent constater par places des alvéoles hépatisés, mais cette lésion est rare : le malade ne peut assez longtemps résister à l'asphyxie pour que des lésions profondes de l'alvéole aient le temps de se constituer.

On doit du reste rattacher à la bronchite capillaire, sans qu'il soit nécessaire de la décrire comme une forme distincte, la *broncho-pneumonie à noyaux confluents :* c'est une bronchiolite généralisée avec hépatisation lobulaire. Cette forme constitue une sorte d'intermédiaire entre le catarrhe suffocant et la forme lobulaire disséminée : ses lésions, plus généralisées que celles de cette dernière forme, moins étendues que celles de la bronchite capillaire, provoquent également une dyspnée très grande, mais ne sont pourtant pas assez généralisées pour déterminer une asphyxie rapide au point de ne pas laisser le temps à l'hépatisation lobulaire de se constituer. Son évolution est donc moins rapide que celle de la bronchite capillaire, mais beaucoup moins lente que celle de la broncho-pneumonie à noyaux disséminés.

Mais il n'y a entre ces formes que des différences de degrés dans la généralisation et la confluence des lésions, et des variations correspondantes dans l'expression clinique des symptômes et dans leur mode d'évolution.

3° FORME PSEUDO-LOBAIRE. — La forme pseudo-lobaire de la broncho-pneumonie peut être rapprochée de la bronchite capillaire et de la pneumonie lobulaire à noyaux confluents, au point de vue de la confluence de ses lésions, mais elle s'en distingue par leur moindre extension et par la prédominance de l'hépatisation lobulaire sur la bronchiolite. Cette forme de lésions jointe au tableau clinique sous lequel se présente la broncho-pneumonie pseudo-lobaire la rapprochent de la pneumonie lobaire franche, aussi cette grande analogie entre ces deux processus aigus de l'inflammation du parenchyme pulmonaire explique-t-elle les dénominations de pneumonie lobulaire à forme lobaire ou pseudo-lobaire sous lesquelles on l'a désignée.

Plus fréquente chez l'enfant (surtout dans la première année de la vie) que chez l'adulte, elle constitue chez ce dernier l'une des formes les plus fréquentes des complications pulmonaires de la fièvre typhoïde; chez l'enfant, elle est souvent primitive, mais peut aussi compliquer les affections diverses qui prédisposent cet âge aux complications pulmonaires. Cette forme de la broncho-pneumonie est en tous cas plus rare que les précédentes, surtout beaucoup plus rare que la forme disséminée.

Le début de la broncho-pneumonie pseudo-lobaire peut être, comme celui de la pneumonie franche, marqué par un point de côté et un frisson ; mais ce début subit est exceptionnel, et d'habitude la broncho-pneumonie pseudo-lobaire débute sinon brusquement, du moins rapidement, par un ensemble de symptômes objectifs et de troubles fonctionnels qui se déroule toujours plus rapidement que lorsqu'il s'agit du début insidieux, et pour ainsi dire saccadé de la forme lobaire disséminée : le début de cette forme est en d'autres termes rapide et progressif.

Les signes physiques ont dès le début une importance diagnostique qu'ils n'acquièrent jamais dans les formes à début subit et à marche suraiguë. Ce sont d'abord des signes de bronchite et principalement de bronchite capillaire, des râles ronflants et surtout des râles sibilants qui se perçoivent dans une région étendue mais bien limitée de l'un des poumons, à la base de préférence. Très rapidement, cette inflammation bronchique se propage aux bronchioles et donne lieu à la production des râles sous-crépitants fins, plus abondants pendant l'inspiration que pendant l'expiration, qui déjà, par conséquent, sont presque des râles crépitants. Enfin, 4 ou 5 jours après l'apparition des premiers symptômes stéthoscopiques de bronchite, apparaît un souffle qui dénote la progression des lésions bronchiques à l'alvéole et marque le début de l'hépatisation. C'est d'abord une *respiration soufflante*, puis bientôt un véritable *souffle tubaire* qui n'est que l'exagération du signe précédent, et l'indice de l'hépatisation du parenchyme pulmonaire. Son intensité s'accroît et sa hauteur devient plus aiguë à mesure que l'hépatisation lobulaire progresse, et l'on constate fréquemment un souffle d'une acuité comparable à celle du souffle de la pneumonie franche.

L'auscultation de la voix permet de noter l'existence de signes correspondants à ceux que fournit l'auscultation de la respiration : avec le souffle apparaît la *broncho-phonie*, exagération du retentissement du cri et de la voix qui s'accroît en même temps que l'acuité du souffle tubaire, et parallèlement à ce dernier décèle à l'oreille l'induration du parenchyme pulmonaire.

Les signes physiques fournis par la *percussion* confirment les données de l'auscultation et suivent la même progression que les phénomènes stéthoscopiques. — Ce n'est, au début, qu'un simple *affaiblissement de la résonnance* des parois thoraciques qui s'accroît jusqu'à la *matité* absolue. Comme la matité, l'exagération des vibrations thoraciques de la voix ou du cri, témoignent de l'induration du poumon.

Beaucoup plus fixes que dans la forme lobulaire disséminée, ces signes physiques n'ont cependant pas, dans cette forme pseudo-lobaire, la fixité presque absolue qu'ils possèdent dans la pneumonie lobaire.

Perçus d'abord à la base de l'un des poumons, ils s'étendent progressivement, s'élèvent et finissent par occuper en général le tiers et parfois la moitié de ce poumon. L'ensemble des signes physiques perçus en ces divers points traduit très nettement l'état et le degré de la lésion : tout à fait à la base, où les lésions sont le plus anciennes, ce sont les signes d'hépatisation :: matité, exagération des vibrations, souffle tubaire. A mesure qu'on s'élève, ces signes d'hépatisation font place aux signes d'engouement, et les points les plus élevés, où les lésions sont plus récentes, ne laissent plus entendre que des signes de bronchite capillaire.

Les lésions de la broncho-pneumonie pseudo-lobaire sont rarement unilatérales : le plus souvent les deux poumons sont atteints, mais à des degrés très différents, et les signes prédominent toujours dans l'un des poumons.

Les *troubles fonctionnels* de la forme pseudo-lobaire de la broncho-pneumonie sont bien différents de ceux que nous avons notés dans les formes précédentes : il y a encore ici de la gêne respiratoire, mais la dyspnée est loin d'acquérir l'intensité qu'elle a dans la bronchite capillaire. Il y a moins de signes d'asphyxie : le malade n'a pas l'aspect cyanosé qui dénote le manque d'air; il a le facies plus animé, presque vultueux, avec les pommettes rouges, comme dans la pneumonie lobaire.

Les attaches sterno-costales du diaphragme sont douloureuses, ce qu'on peut souvent mettre sur le compte de l'inflammation concomitante de la plèvre.

La *toux* fréquente, quinteuse, pénible, exagère ces douleurs sterno-costales; elle est suivie chez l'adulte d'une *expectoration* visqueuse, aérée, teintée ou non de sang, parfois complètement identique à l'expectoration pneumonique. Toute expectoration manque chez l'enfant.

La *température*, sans suivre le cycle régulier si caractéristique de la pneumonie lobaire, s'en rapproche pourtant et la courbe thermique se distingue de celle des formes précédentes. La température s'élève progressivement mais rapidement, puis vers le 3e ou 4e jour atteint son acmé : elle oscille dès lors entre 39° et 39°,5 avec des rémissions matinales de près d'un degré; elle se maintient à cette moyenne pendant environ 10 à 15 jours, puis redescend progressivement jusqu'à la normale. Elle ne présente jamais ces grands écarts si fréquents dans la courbe thermique de la forme lobulaire disséminée ; à peine parfois oscille-t-elle très légèrement, mais elle ne procède généralement pas par poussées successives comme cette dernière forme.

Lorsque la broncho-pneumonie pseudo-lobaire se termine par la mort, l'issue fatale survient au milieu de signes d'asphyxie chez l'enfant, chez l'adulte, au contraire, avec des signes d'infection généralisée ; nous aurons d'ailleurs à revenir sur les divers modes de terminaison fatale de la broncho-pneumonie, aussi n'y insisterons-nous pas ici davantage.

On a cru devoir distinguer dans la forme pseudo-lobaire de la broncho-pneumonie, des formes différentes suivant que les foyers qui la constituaient étaient *confluents d'emblée* ou *progressivement confluents*. C'est là une distinction inutile qui ne peut aboutir qu'à désigner sous des noms différents divers modes de début d'une même lésion, ou bien à confondre la pneumonie lobaire avec la pneumonie lobulaire. Cette distinction n'est même pas justifiée par les faits, car personne n'ignore que les divers noyaux d'un même foyer ne se forment jamais simultanément, mais les uns après les autres. Nous n'insisterons donc pas davantage sur cette multiplication inutile et non justifiée des formes de la broncho-pneumonie.

L'étude que nous venons de faire nous montre qu'on peut en somme réduire à trois le nombre des formes de la broncho-pneumonie : la forme lobulaire disséminée, le catarrhe suffocant et la forme pseudo-lobaire. — On pourrait même les réduire à deux : la forme disséminée et la forme confluente, s'il n'y avait entre le catarrhe suffocant et la forme pseudo-lobaire des différences anatomiques et cliniques qui, dans une certaine mesure, en justifient la description isolée.

La distinction de ces trois formes n'est pas, en effet, une simple vue de l'esprit, une conception purement théorique ; elle repose sur un ensemble de caractères anatomiques et cliniques très différents et très nettement tranchés, et peut-être même la différenciation de ces formes peut-elle être encore poussée plus loin, et leur délimitation plus profondément accusée.

La forme lobulaire à noyaux disséminés est la véritable broncho-pneumonie, celle qui procède par poussées successives, qui envahit l'un après l'autre des lobules ou des groupes lobulaires disséminés dans les deux poumons et laisse intacts les lobules voisins de ceux qui ont été les premiers atteints.

La bronchite capillaire et la forme pseudo-lobaire n'ont de commun avec la forme précédente que l'envahissement successif des lobules, encore cet envahissement se fait-il si rapidement, qu'on pourrait à la rigueur considérer la constitution des lésions comme presque simultanée dans les divers points.

De plus, ces formes se distinguent essentiellement de la précédente par la généralisation des lésions : l'inflammation lobulaire envahit un territoire plus ou moins étendu, parfois même une telle étendue du parenchyme pulmonaire que l'asphyxie tue le malade avant que la bronchiolite ait pu gagner le lobule ou tout au moins y déterminer des lésions profondes.

Si l'on compare la topographie et le mode de progression des lésions dans la forme lobulaire disséminée et dans les formes confluentes, bronchique ou pseudo-lobaire, et si l'on compare le début insidieux dans la première de ces formes, rapide et parfois subit dans les deux dernières, on verra qu'il existe en réalité entre ces deux formes, disséminée et confluente, une délimitation encore plus tranchée qu'entre les formes confluentes et la pneumonie lobaire.

Nous ne voulons pas par là nier l'existence entre ces formes extrêmes disséminées et confluentes, de formes intermédiaires fort nombreuses et de toutes peut-être les plus fréquentes ; aussi parfois est-il bien difficile de dire, à un premier examen, auquel de ces types se rapportent les lésions qu'on observe. — Nous tenons seulement à mettre en évidence ce fait que les formes de la broncho-pneumonie constituent une série ininterrompue dont les principaux types disséminés (forme lobulaire disséminée) et confluents (bronchite capillaire et forme pseudo-lobaire), bien que reliés entre eux par une quantité de formes cliniques intermédiaires, sont pourtant si distincts les uns des autres au point de vue anatomique, que les formes confluentes se rapprochent plus en réalité de la pneumonie lobaire que du type disséminé de la peumonie lobulaire.

La bactériologie semble d'ailleurs devoir confirmer cette conception des formes confluentes de la broncho-pneumonie : MM. *Duflocq* et *Ménétrier* ont mis en évidence la présence du pneumocoque dans quelques cas de bronchite capillaire; j'ai moi-même insisté sur sa présence dans la forme pseudo-lobaire. Bien que ces recherches demandent de nouvelles confirmations, il y a là une question intéressante à trancher, mais qu'on ne résoudra nettement dans un sens ou dans l'autre qu'à la condition de faire, en même temps que les recherches bactériologiques, une étude approfondie des lésions anatomiques et histologiques.

III

MARCHE ET DURÉE

Ce qui domine l'expression clinique de la broncho-pneumonie, c'est l'inégale répartition de ses lésions, la variabilité de leur groupement, et par suite l'inconstance des symptômes qu'elles provoquent.

Il est dès lors très difficile d'assigner à cette maladie un mode d'évolution déterminé, puisque des causes multiples et différentes peuvent apporter dans chaque cas des modifications profondes au tableau clinique.

On peut néanmoins étudier les causes de ces modifications, leur mode d'action, et arriver ainsi à préciser,
autant qu'il est possible, les conditions dans lesquelles
l'affection suit une marche rapide, et celles où elle
évolue au contraire d'une façon plus lente, plus insidieuse, plus irrégulière.

Les causes de l'acuité ou de la lenteur plus ou moins
grande de l'évolution de la broncho-pneumonie sont
nombreuses et variables ; il faut citer en première ligne
la répartition anatomique des lésions, leur étendue, leur
confluence ou bien leur dissémination. Aux lésions
mécaniques jusqu'à présent trop négligées, il convient
aussi d'attribuer une part importante dans l'allure que
prend l'évolution de la maladie.

Le degré de virulence de l'agent pathogène a certainement un rôle prépondérant dans la marche de l'affection, mais c'est là une condition beaucoup plus
difficile à apprécier : nous ne pouvons actuellement
que constater ses effets sans pouvoir en expliquer la
raison. Enfin l'âge du malade exerce sur le mode d'évolution de la pneumonie lobulaire une influence considérable, dont certaines conditions sont bien déterminées,
alors que d'autres nous échappent complètement.

Parmi toutes ces causes, la plus importante, celle
dont l'influence se fait le mieux sentir, et dont le mode
d'action nous est le mieux connu, est la répartition des
lésions anatomiques.

La *forme lobulaire disséminée* procède par poussées
successives, par envahissement successif de lobules ou
de groupes lobulaires disséminés en divers points du
poumon, et d'étendue généralement assez restreinte :
Sa marche est donc irrégulière, son évolution saccadée,
entrecoupée d'améliorations passagères, bientôt suivies
de rechute ; ses allures sont habituellement subaiguës,
et sa durée moyenne est d'environ 2 à 3 semaines.

La *bronchite capillaire* ou *catarrhe suffocant*, anatomiquement caractérisée par des lésions bronchiques très

confluentes, très étendues, évolue toujours rapidement et affecte des allures d'autant plus aiguës que les lésions sont plus étendues. Elle n'aboutit généralement pas, sauf parfois en certains points très limités, à l'hépatisation lobulaire, parce que la rapidité de son évolution ne lui en laisse pas le temps ; la généralisation des lésions bronchiques explique l'acuité de ses allures, et la rapidité avec laquelle l'asphyxie survient. La prépondérance des troubles asphyxiques sur les signes physiques explique la dénomination de catarrhe suffocant sous laquelle on la désigne. Sa marche est assez régulière, progressive ; sa durée moyenne est de 5 à 6 jours ; elle dépasse rarement 8 jours et peut, dans certains cas véritablement foudroyants, être réduite à 2 jours.

La *forme pseudo-lobaire* dont les lésions sont confluentes, agglomérées, mais moins étendues, moins généralisées que celles de la bronchite capillaire, a une marche aiguë, mais moins rapide que le catarrhe suffocant. Son évolution est en général assez régulière, progressive, bien que l'extension du foyer primitif, et la constitution de nouveaux foyers donne parfois lieu à des exacerbations des symptômes ; ces rechutes sont même assez fréquentes à sa période de déclin, alors que la guérison semble s'affirmer de jour en jour par une amélioration progressive de ses symptômes.

Elle dure en moyenne 10 à 15 jours.

Cette évolution schématique des diverses formes anatomiques de la broncho-pneumonie est modifiée non seulement dans ses allures et sa marche, mais encore dans son expression clinique, par des causes nombreuses, parmi lesquelles il convient de citer en première ligne l'intervention des lésions mécaniques secondaires aux lésions inflammatoires.

Ces lésions mécaniques (atélectasie et emphysème) dont on avait jusqu'à présent trop négligé l'influence, acquièrent chez l'enfant une importance souvent prépondérante dans la marche de la broncho-pneumonie. Constantes dans le jeune âge, fréquentes dans la vieillesse, elles surviennent dans toutes les formes anatomiques de la pneumonie lobulaire et rendent impropres à la respiration les régions qu'elles occupent. Leur extension considérable, toujours beaucoup plus grande que celle des lésions inflammatoires, modifie complètement le tableau clinique de la maladie ; les phénomènes infectieux (hyperthermie, agitation, délire, faciès animé, vultueux) cèdent alors le pas aux troubles dyspnéiques avec lesquels coïncident la cyanose, le coma et une faible élévation de la température ; et tous ces symptômes dénotent l'asphyxie provoquée surtout par l'extension des lésions mécaniques.

Aussi comprend-on que telle broncho-pneumonie limitée, discrète, puisse, chez l'enfant, évoluer rapidement et déterminer la mort en quelques jours, au milieu de phénomènes asphyxiques dont les lésions mécaniques sont la cause.

Il n'en est pas de même chez l'adulte, chez qui les lésions mécaniques sont extrêmement rares ; la broncho-pneumonie de l'adulte affecte des allures infectieuses, tandis que, dans la broncho-pneumonie de l'enfant, l'asphyxie domine généralement la scène. Nous aurons d'ailleurs à revenir dans un instant sur ces différentes formes infectieuse et asphyxique de la broncho-pneumonie ; nous ne voulons actuellement attirer l'attention que sur les modifications profondes que peut apporter à l'évolution schématique des lésions inflammatoires de la broncho-pneumonie, l'intervention des lésions mécaniques dont le rôle avait été, semble-t-il, trop négligé jusqu'alors.

Il convient également d'attribuer une part importante dans le mode d'évolution de la broncho-pneumonie à l'âge du malade, au degré de virulence de l'agent pathogène et aux conditions diverses qui ont provoqué l'éclosion de la pneumonie lobulaire : nous aurons, à propos de l'étiologie, à envisager, à ces différents points de vue, les formes et l'évolution de la broncho-pneumonie, nous n'en parlerons donc pas plus longuement ici.

La broncho-pneumonie, à quelque point de vue qu'on la considère, quelles que soient la répartition de ses lésions, et les conditions' étiologiques dans lesquelles elle survient, peut donc affecter une marche subaiguë, aiguë ou suraiguë, et la gravité de ses symptômes, aussi bien que la rapidité de son évolution, peuvent être dues soit à l'infection, soit à l'asphyxie dont les symptômes propres dominent la scène.

A la forme subaiguë appartient en propre l'évolution saccadée, par poussées successives ; les formes aiguës et suraiguës, plus égales dans leur marche, progressent plus rapidement et peuvent évoluer en quelques jours ou même en 48 heures.

Il ne faut enfin pas oublier que nombre de broncho-pneumonies secondaires ne sont révélées qu'à l'autopsie et que, pendant la vie, aucun signe physique, aucun symptôme général, aucun trouble fonctionnel n'avait permis de faire le diagnostic de la complication pulmonaire. Il est dès lors permis de supposer que souvent la broncho-pneumonie reste *latente*, qu'elle évolue et guérit sans manifester son existence ; elle peut passer inaperçue parce que rien ne la révèle.

Il existe d'ailleurs, à côté de ces broncho-pneumonies complètement latentes, des cas où les symptômes locaux et généraux sont tellement atténués que le diagnostic de pneumonie lobulaire ne saurait être autorisé, alors pourtant que les conditions étiologiques justifieraient les présomptions.

Ces *formes frustes* peuvent s'aggraver soudainement, et l'on observe alors tous les symptômes de la complication pulmonaire, dont on n'avait pu que soupçonner la présence ou prévoir l'éclosion.

IV

TERMINAISON

Les diverses formes de broncho-pneumonie que nous venons d'étudier aboutissent, quelle que soit la rapidité ou la lenteur de leurs allures, à la mort, à la guérison complète, ou bien à la constitution de lésions chroniques qui, bien que n'ayant plus avec la broncho-pneumonie que des rapports éloignés, n'en méritent pas moins de fixer longuement notre attention.

De la mort dans la broncho-pneumonie. — Sans parler ici des complications mortelles qui peuvent survenir, la broncho-pneumonie suffit le plus souvent, à elle seule, à déterminer la mort. La généralisation de l'infection pulmonaire ou l'asphyxie provoquée par la lésion locale du poumon sont les causes de la mort dans la broncho-pneumonie ; et dans chacun de ces cas, l'infection ou l'asphyxie s'accusent par un ensemble de symptômes tout différents dont il importe de connaître l'expression clinique aussi bien que la valeur pronostique.

On peut, en règle générale, dire que la généralisation de l'infection est la cause de la mort chez l'adulte, tandis que, chez l'enfant, la broncho-pneumonie aboutit presque constamment à l'asphyxie.

L'infection pulmonaire peut se généraliser rapidement ou bien à une époque plus ou moins tardive de l'évolution de la maladie. — La pneumonie lobulaire peut prendre dès le début des allures franchement infectieuses ou bien la généralisation peut ne se faire que progressivement en suivant une marche toujours assez rapide ; d'autres fois enfin, une broncho-pneumonie normale dans son évolution subit tout à coup, même alors qu'elle semblait devoir bientôt guérir, une recrudescence qui amène la mort en quelques jours.

A quelque moment de la maladie que l'infection se généralise, la température s'élève, se maintient constamment à un taux élevé, entre 39°,5 et 40°,5 et même 41°; les rémissions matinales sont presque insignifiantes, et la température du matin n'est inférieure que de quelques dixièmes de degré à celle du soir. Le pouls est très fréquent, dur, serré. Le malade est agité, en proie au délire; son visage est animé, vultueux, ses pommettes rouges; la dyspnée, qui jamais ne manque dans la broncho-pneumonie, n'a pas néanmoins l'importance qu'elle acquiert lorsque l'asphyxie termine la scène, ou tout au moins, le délire et l'agitation dominent l'angoisse respiratoire, au point de la faire pour ainsi dire passer inaperçue. Le malade succombe enfin au milieu de tous ces symptômes qui vont croissant sans cesse jusqu'à la mort.

Ces formes infectieuses fréquentes chez l'adulte, surtout dans certaines épidémies, sont beaucoup plus rares chez l'enfant. Il n'est pas rare de voir ces symptômes généraux si graves s'accompagner de signes locaux peu intenses, peu étendus, hors de proportion avec eux, insuffisants en tous cas à les expliquer.

Aussi l'autopsie ne révèle-t-elle souvent que des lésions superficielles ou très limitées des poumons; mais la rate est alors dure, tuméfiée, et l'étude bactériologique dénotera la présence des bactéries pathogènes non seulement dans les foyers lobulaires de pneumonie, mais encore dans le sang du cœur, la rate, le foie, et les reins eux aussi fréquemment atteints des lésions parenchymateuses, épithéliales, diffuses, dont on connaît la fréquence dans ces infections généralisées.

Dans ces cas, en somme, la broncho-pneumonie n'est que la lésion initiale d'une maladie générale infectieuse dont l'agent pathogène a envahi l'organisme en pénétrant par la voie pulmonaire.

Il est bon d'ajouter que les lésions pulmonaires sont d'habitude plus accusées, plus profondes, plus étendues, et que la broncho-pneumonie, sans suivre une marche aussi suraiguë, détermine le plus souvent la mort au milieu de symptômes qui, pour en être moins bruyants, n'en ont pas moins les caractères que nous venons de leur assigner, et qui les distinguent profondément des signes asphyxiques que nous allons étudier.

Cette allure infectieuse n'est d'ailleurs pas celle qu'affecte habituellement la broncho-pneumonie. La pneumonie lobulaire qui, nous l'avons souvent dit, est une maladie presque spéciale à l'enfance, tue presque toujours l'enfant par asphyxie.

Cette asphyxie peut être rapide et la mort précoce si les lésions sont très étendues; mais elle est d'habitude progressive : l'asphyxie tue moins vite que l'infection.

La température est moins élevée que dans les formes infectieuses; elle oscille entre 38°,5 et 39°,5, atteint rarement 40°. Ses rémissions matinales sont plus considérables; sa courbe est plus irrégulière. Le petit malade est anxieux, agité, assis sur son lit, cherchant sans cesse la position la plus favorable à la mise en jeu de tous ses muscles respiratoires, les bras arc-boutés aux barreaux de son lit; le visage est pâle, violacé, les lèvres et les pommettes cyanosées; les ailes du nez battent rapidement; la respiration est fréquente, superficielle : l'expiration courte, l'inspiration longue, pénible, énergique. La dyspnée domine ici la scène et l'asphyxie survient rapidement; l'enfant alors se calme, semble se reposer, et cette sédation apparente du mal n'est que le prodrome du coma précurseur de la mort. Souvent alors la température, au lieu de s'élever, s'abaisse, même au-dessous de son taux normal, et l'hypothermie n'est pas rare au moment de l'agonie.

Cette forme asphyxique est celle que revêt le plus habituellement la broncho-pneumonie de l'enfant; chez l'adulte, elle est également assez fréquente, mais dans le catarrhe suffocant qui en est le type le plus parfait, elle s'accompagne de symptômes infectieux qui manquent

le plus souvent dans le jeune âge. On n'ignore du reste
pas qu'à côté des *dyspnées mécaniques* dues à l'obstruction des voies aériennes, existe une *dyspnée d'origine
toxique* due vraisemblablement à l'action des toxines
microbiennes sur les centres respiratoires et qui s'accompagne de symptômes généraux infectieux : la dyspnée du catarrhe suffocant est souvent un type de cette
dyspnée toxique.

Les signes stéthoscopiques n'en sont pas moins d'habitude très étendus, et dénotent la présence de lésions
inflammatoires et surtout de lésions mécaniques d'atélectasie et d'emphysème qui expliquent la gêne respiratoire et l'asphyxie.

L'autopsie montre alors que seule la lésion pulmonaire a déterminé la mort : presque tout le parenchyme
pulmonaire, que n'a pas envahi la lésion inflammatoire,
est atteint d'emphysème ou d'atélectasie, lésions qui,
tout aussi bien que l'hépatisation, rendent le tissu pulmonaire impropre aux fonctions respiratoires. De plus,
ces lésions pulmonaires existent souvent presque seules :
la rate a son volume normal ; aucun des autres organes
ne présente les lésions parenchymateuses qui sont les
indices habituels de l'infection.

L'examen bactériologique enfin ne décelera la présence des bactéries pathogènes que dans les foyers lobulaires d'inflammation du poumon ; l'examen du sang et
de divers organes demeurera le plus souvent négatif.

La broncho-pneumonie, en résumé, se termine souvent
chez l'adulte, rarement chez l'enfant par la généralisation
de l'infection pulmonaire. L'asphyxie en sera, au contraire, la terminaison presque constante dans le jeune
âge ; lorsqu'elle prédomine chez l'adulte, l'extension des
lésions inflammatoires en est la cause ; chez l'enfant les
lésions inflammatoires, et surtout l'extrème étendue des
lésions mécaniques d'atélectasie et d'emphysème, la
déterminent, et nous avons dit comment l'étroitesse des
conduits aériens était la cause principale de la produc-

tion de ces lésions dans le cours de la broncho-pneumonie de l'enfant.

De là, les différences d'aspects cliniques sous lesquels se présente la broncho-pneumonie, les allures diverses qu'elle revêt suivant l'âge du malade, ses différents modes de terminaison et les causes variables de son extrême gravité.

Aussi est-on autorisé à conclure que si les agents microbiens de la broncho-pneumonie semblent être beaucoup moins redoutables pour l'enfant que pour l'adulte, l'extrême gravité de leur détermination pulmonaire dans le jeune âge résulte bien plus des lésions mécaniques qui fatalement les accompagnent que de l'infection elle-même. En d'autres termes, la broncho-pneumonie tue souvent l'adulte par infection, l'enfant presque toujours par asphyxie.

Guérison. — Lorsque après une évolution plus ou moins longue, la broncho-pneumonie guérit, la *guérison* survient lentement, péniblement, entravée par des rechutes incessantes qui longtemps empêchent de porter un pronostic définitivement favorable.

Ces rechutes, constantes dans la forme lobulaire disséminée dans le déclin de laquelle elles représentent, progressivement atténuées, les alternatives si caractéristiques d'aggravation et d'amélioration de la période d'état, sont plus rares dans la période de déclin de la bronchite capillaire et de la forme pseudo-lobaire.

Si d'ailleurs ces rechutes ont été données par les auteurs comme presque constantes de la période de déclin de la broncho-pneumonie, c'est que la forme lobulaire disséminée est de toutes, celle qui se termine le moins fréquemment par la mort.

La guérison, loin de survenir subitement, de s'affirmer nettement comme dans la pneumonie franche par une sédation brusque des troubles fonctionnels et par la disparition des symptômes généraux, s'établit lentement.

Les poussées inflammatoires s'éloignent, s'atténuent;

elles deviennent de plus en plus rares, à mesure que leur durée, leur intensité décroissent. Les symptômes généraux, la fièvre, la rapidité du pouls disparaissent les premiers ; puis après eux, les troubles fonctionnels s'amendent : les signes asphyxiques, la cyanose, le battement des ailes du nez s'atténuent progressivement ; la respiration reste plus longtemps fréquente, semble reprendre plus lentement son rythme normal ; la toux, souvent quinteuse, persiste pendant des semaines. — De tous les symptômes de la broncho-pneumonie, les signes physiques sont les plus persistants, et longtemps encore après la disparition des phénomènes généraux et des troubles fonctionnels, l'auscultation et la percussion permettent de déceler dans les poumons la trace des lésions qui viennent d'y évoluer : la matité, la faiblesse du murmure vésiculaire indiquent en avant que les territoires atélectasiés n'ont pas encore repris leurs fonctions normales et ne sont pas redevenus parfaitement perméables à l'air. — En d'autres points, la prolongation de l'expiration et la sibilance prouvent que l'air inspiré dilate encore quelques lobules emphysémateux. En arrière, enfin, on peut encore percevoir des signes disséminés de bronchite, des râles sibilants et des râles sous-crépitants, voire même de la crépitation et du souffle qui témoignent de la résolution incomplète des lésions inflammatoires.

Les signes physiques persistent longtemps, des semaines et parfois des mois entiers, alors que l'état général permet d'affirmer la guérison complète du malade.

On doit pourtant, en présence de la prolongation exagérée de la durée de ces signes stéthoscopiques, faire quelques réserves sur le pronostic, et si l'examen minutieux et longtemps poursuivi du malade ne révèle aucune amélioration, ou même dénote une extension des signes bronchitiques et pseudo-cavitaires, on devra craindre la constitution de lésions chroniques indélé-

biles, graves, sur lesquelles nous aurons à insister, ou
même l'existence de lésions tuberculeuses. La guérison
de la broncho-pneumonie est donc toujours fort longue ;
elle est d'autant plus lente que les lésions sont plus
étendues, et que le malade est moins âgé.

Bien que chez l'adulte la convalescence de la broncho-
pneumonie soit généralement moins longue que chez
l'enfant, la guérison survient pourtant bien plus lentement que dans la pneumonie franche, parfois aussi
entravée de rechutes, qui la retardent, et nous verrons
que, comme l'enfant, l'adulte est exposé aux lésions
chroniques des bronches qui constituent une menace
plus ou moins lointaine pour son existence.

La forme anatomique ou clinique de la broncho-
pneumonie n'a que peu d'influence sur la durée de la
convalescence, lorsque le malade guérit ; pourtant la
forme lobulaire disséminée semble être de toutes la
plus curable, mais aussi la plus longue.

Broncho-pneumonie chronique. — La broncho-pneumonie n'est jamais chronique d'emblée.

Son évolution est parfois latente ; elle peut passer
inaperçue, masquée par les symptômes de la maladie
initiale qu'elle complique. Elle est souvent subaiguë,
surtout chez l'enfant, mais elle n'est jamais chronique ;
ou bien alors de telles broncho-pneumonies doivent
être rattachées à la tuberculose, et tous les auteurs
s'accordent actuellement à considérer, comme des manifestations de la tuberculose, ces lésions jadis décrites
sous la dénomination de broncho-pneumonies chroniques.

On doit désormais réserver cette dénomination à
l'ensemble des lésions persistantes indélébiles qui se
forment dans les différentes parties du parenchyme
pulmonaire où ont évolué les lésions inflammatoires de
la broncho-pneumonie. Anatomiquement, elles aboutissent à la carnisation, à la sclérose des parois alvéolaires, et à la dilatation bronchique. Le nom de broncho-

pneumonie chronique sous lequel on désigne l'ensemble
de ces lésions et des symptômes cliniques auxquels
elles donnent lieu, ne leur convient évidemment guère ;
il n'existe en somme entre ces lésions chroniques et
celles de la broncho-pneumonie aiguë que des relations
éloignées analogues à celles qui existent par exemple
entre la néphrite scarlatineuse et la sclérose rénale
qui peut s'en suivre. Mais il suffit de s'entendre sur
les termes, et il est inutile de décrire sous de nouveaux
noms ce qui est connu sous d'anciennes appella-
tions ; nous décrirons donc sous le nom de *broncho-
pneumonie chronique* non pas des lésions chroniques de
broncho-pneumonie, ce qui n'existe pas, mais les
lésions chroniques du parenchyme pulmonaire qui se
constituent à la suite des lésions aiguës ou subaiguës
de la broncho-pneumonie, prennent la place de celles-ci
et donnent lieu à un ensemble de symptômes dont il
importe d'étudier les formes, l'évolution et la valeur
pronostique.

Toutes les formes aiguës et subaiguës de la broncho-
pneumonie peuvent être suivies de la formation de
lésions chroniques ; la forme lobulaire disséminée semble de préférence donner lieu à la production de ces
lésions.

La broncho-pneumonie chronique ne s'observe pas
également à tous les âges ; elle est beaucoup plus fréquente chez le vieillard, car la pneumonie lobulaire tue
le plus souvent l'enfant avant que des lésions scléreuses
aient le temps de se constituer ; aussi la broncho-pneumonie chronique ne s'observe-t-elle presque jamais
chez l'enfant au-dessous de trois ans ; c'est, au contraire,
un des modes fréquents de la terminaison de la broncho-
pneumonie chez le vieillard.

Lorsque la guérison semble s'affirmer, la fièvre
tombe, l'appétit revient, la dyspnée s'apaise, mais la
toux persiste, et les signes locaux, au lieu de s'amélio-
rer et de disparaître, restent d'abord stationnaires, puis

bientôt changent de caractères : les signes d'induration pulmonaire font place aux signes pseudo-cavitaires, la dilatation bronchique succède à la sclérose.

La matité s'accuse chaque jour davantage. Les râles sous-crépitants changent de caractères : leurs bulles deviennent plus grosses, plus humides, d'abord rares, isolées, puis de plus en plus rapprochées : c'est alors le véritable râle caverneux, ou gargouillement. En même temps, le souffle tubaire se modifie : il devient plus grave, moins rude, et prend tous les caractères du souffle caverneux.

Ces signes stéthoscopiques se perçoivent dans toutes les régions du poumon, précédemment envahies par les lésions inflammatoires de la broncho-pneumonie, en arrière et dans les régions inférieures, à la base et à la partie moyenne. On peut les entendre des deux côtés de la poitrine, mais ils prédominent d'habitude dans l'un des deux poumons, et peuvent même parfois n'exister que d'un seul côté.

En même temps que ces signes physiques, un ensemble de troubles fonctionnels et de phénomènes généraux indiquent la dilatation progressive des bronches.

La respiration devient pénible, le moindre effort exagère la dyspnée. La toux est fréquente, suivie d'une expectoration abondante, muco-purulente, quelquefois fétide.

Des phénomènes généraux d'*hecticité* peuvent alors survenir et déterminer rapidement la mort : le visage est pâle, jaunâtre ; la peau sèche, comme écailleuse, se couvre le soir de sueurs abondantes ; la température, normale dans la journée, s'élève le soir jusque vers 39° ou 40° ; il survient parfois une diarrhée profuse, puis de l'œdème des membres inférieurs ; des pustules d'ecthyma apparaissent sur le corps, il peut même se former des eschares au sacrum, et le malade, arrivé au terme ultime de la cachexie, ne tarde pas à succomber.

Ces phénomènes d'hecticité qui sont en rapport évi-

dént avec la résorption du pus et des toxines microbiennes qui se forment dans les bronches dilatées, ne
sont pas la conséquence forcée des lésions de la broncho-
pneumonie chronique.

D'autre fois en effet, malgré l'existence certaine de
lésions de broncho-pneumonie chronique, la dilatation
bronchique est moins prédominante; ce sont plutôt les
signes de sclérose, d'induration pulmonaire qui prennent
le pas sur les signes cavitaires. L'état général du malade
reste alors assez satisfaisant; mais ces lésions cirrhoti-
ques amènent, à la suite de la rétraction du poumon,
des déformations thoraciques, qui peuvent être très
accusées : l'épaule du côté malade s'abaisse, les
espaces intercostaux se rétrécissent, et c'est alors que le
cœur peut être déplacé, gêné dans son fonctionnement,
et l'on peut voir apparaître avec la dilatation du cœur
droit les signes de l'insuffisance cardiaque et le syndrome
de l'asystolie qui, à une plus ou moins longue échéance,
vient terminer la scène.

Quelle que soit l'évolution de ces lésions, que ce soit
la dilatation bronchique avec l'hecticité ou la sclérose du
poumon qui prédomine, le malade atteint de lésions
chroniques du poumon, à la suite de la broncho-pneumonie, est continuellement exposé à de nouvelles
atteintes de broncho-pneumonie aiguë ou tout au moins
à des bronchites fréquentes, répétées, rebelles, et ces
récidives aiguës d'un pronostic toujours grave sont
souvent mortelles.

En résumé, la broncho-pneumonie n'est pas seulement une affection très grave, souvent mortelle à sa
période aiguë, elle est encore grave par ses conséquences éloignées, alors même que la disparition des phénomènes aigus pourrait faire espérer une guérison complète
plète et définitive.

Les altérations profondes et plus ou moins étendues,
qui se sont produites dans le parenchyme pulmonaire
au moment de la période aiguë, ne peuvent parfois se

réparer qu'au prix de la formation d'une sclérose qui
constitue alors une lésion nouvelle, différente de la première, à évolution plus lente, mais dont l'aboutissant
fréquent est la dilatation bronchique. La mort peut alors
survenir plus ou moins rapidement avec des phénomènes d'hecticité que détermine la résorption des toxines
que sécrètent incessamment les bactéries qui pullulent
dans les cavités des bronches dilatées ; la mort peut, dans
d'autres conditions, ne survenir qu'au bout d'un temps
plus ou moins long au milieu de phénomènes d'asystolie que détermine le retentissement des lésions cirrho-
tiques du poumon sur le cœur droit, à moins qu'une
nouvelle poussée aiguë de broncho-pneumonie ne vienne
hâter le dénouement fatal.

V

COMPLICATIONS

Bien que le plus grand danger de la broncho-pneumonie vienne d'elle-même, si normale que soit son
évolution, ce danger peut encore être accru par l'apparition de complications dans le cours de la maladie,
pendant sa convalescence, ou même tardivement, à
une époque plus ou moins éloignée de son début.

. Ces complications de la broncho-pneumonie sont en
réalité peu fréquentes ; elles n'aggravent que peu le
pronostic de la maladie déjà si sombre en lui-même ;
elles passent d'ailleurs parfois inaperçues et s'effacent
devant les symptômes propres à la lésion broncho-pulmonaire.

. Les complications de la pneumonie lobulaire sont
immédiates ou *tardives*. Les premières ne se montrent
guère qu'un certain temps après le début de l'affection : les unes locales, pulmonaires ou pleurales, sont,
à proprement parler, des complications inflamma-

toires on mécaniques de la lésion initiale du poumon.
Les autres, beaucoup plus rares, sont des complications générales, dont la pathogénie n'est pas encore
absolument démontrée à l'heure actuelle.

Les complications tardives de la broncho-pneumonie
sont d'un ordre bien différent de celles que nous venons
de signaler : c'est en effet la tuberculose pulmonaire
qui peut venir évoluer sur le terrain que lui ont préparé
les lésions broncho-pneumoniques.

Pleurésies. — Parmi les *complications immédiates,
pleuro-pulmonaires* de la broncho-pneumonie, l'une
des plus fréquentes est sans contredit l'inflammation
de la plèvre.

Nous avons vu, en étudiant les lésions de la broncho-
pneumonie, que, presque toujours, on pouvait constater
au niveau des foyers d'inflammation lobulaire une
inflammation de la plèvre bien limitée au niveau de
ces foyers, et au feuillet viscéral de la séreuse pulmonaire.

Cette inflammation pleurale se borne d'habitude à
un simple épaisissement de la plèvre avec une légère
exsudation fibrineuse à sa surface : c'est donc une
simple *pleurite* qui ne se révèle par aucun symptôme
clinique et ne se constate guère qu'à l'autopsie.

Parfois pourtant, cette inflammation localisée de la
plèvre viscérale peut se généraliser à toute la séreuse,
et prendre les proportions d'une pleurésie vraie dont
elle présente les symptômes et l'évolution habituelle.

Cette pleurésie, comparable en tous points aux pleurésies méta-pneumoniques qui surviennent dans le
cours de la pneumonie franche, est donc toujours
secondaire.

Elle est simple, fibrineuse, ou, plus rarement, purulente, et présente dans ces cas les symptômes et la
marche des pleurésies méta-pneumoniques simple ou
purulente.

Elle semble être pourtant moins grave chez l'enfant

que chez l'adulte, et chacun sait que la pleurésie purulente est bien moins souvent mortelle dans le jeune âge
qu'à l'âge adulte.

Il est très rare d'observer cliniquement la pleurésie
secondaire à la broncho-pneumonie parce que la pneumonie lobulaire tue le malade sans laisser aux complications le temps d'apparaître, et pourtant la pleurésie
purulente n'est pas une rareté dans les hôpitaux
d'enfants. Comme on ne l'observe que lorsqu'elle est
constituée, et qu'il est toujours difficile d'avoir des
renseignements exacts sur les antécédents du petit
malade, il est fort probable que maintes de ces pleurésies, considérées comme primitives, ne sont le plus souvent que des pleurésies secondaires à la pneumonie et
à la broncho-pneumonie qui d'ailleurs ont pu évoluer
d'une façon latente et passer inaperçues.

Si rare que soit la pleurésie dans le cours de la
broncho-pneumonie, elle peut survenir indifféremment
dans tous les cas, aussi bien chez l'adulte que chez
l'enfant, quelle que soit la forme anatomique ou clinique de l'inflammation lobulaire, et quelles que soient
les conditions étiologiques dans lesquelles elle s'est développée.

Gangrène pulmonaire. — La *gangrène pulmonaire* est
une complication plus rare de la pneumonie lobulaire,
et on ne l'observe guère que dans les broncho-pneumonies secondaires à la rougeole ou à la fièvre typhoïde.

Elle peut survenir à tous les âges, bien qu'elle soit
beaucoup plus fréquente chez l'enfant, ce qui tient très
probablement à la plus grande fréquence de la rougeole
à cet âge. — La gangrène pulmonaire est en effet rare
même chez l'enfant, et presque toutes les observations
qu'on en a rapportées se rattachent à la broncho-pneumonie secondaire à la rougeole.

La gangrène pulmonaire secondaire à la broncho-
pneumonie morbilleuse s'accompagne presque toujours
d'autres lésions gangréneuses de la bouche ou du

pharynx, aussi est-il bien possible qu'elle ne résulte souvent que du transport dans les voies aériennes de produits gangréneux et de bactéries provenant d'une plaque de noma.

Les foyers de gangrène, plus souvent situés au centre du poumon qu'à sa périphérie, sont parfois étendus au point d'occuper la plus grande partie de l'un des poumons, comme j'ai pu le constater dans un cas.

Leur évolution est presque toujours latente chez l'enfant, même lorsque le foyer communique avec les bronches, et le plus souvent la gangrène n'est reconnue qu'à l'autopsie.

La mort est constante ; elle est rapide ; elle peut être encore hâtée par la rupture d'un foyer dans la cavité pleurale et la production d'un pyopneumothorax.

Abcès du poumon. — Les *abcès du poumon* sont une complication fréquente de la broncho-pneumonie, qui, eux aussi, ne sont généralement découverts qu'à l'autopsie, et ne se révèlent par aucun symptôme qui permette au clinicien d'en déceler l'existence.

Les abcès sont du reste toujours peu volumineux, et l'anatomie pathologique nous a montré que grains jaunes, vacuoles et abcès pulmonaires ne constituaient en réalité que les étapes successives d'un même processus qui débute par le nodule péribronchique pour aboutir dans quelques cas à la formation d'abcès dont le volume peut atteindre celui d'une noisette.

Les abcès résultent donc de l'extension du phlegmon péribronchique au lobule, et si plusieurs lobules voisins sont ainsi envahis, ils peuvent se réunir et former un véritable abcès plus ou moins volumineux, rempli d'un pus épais jaunâtre.

Les abcès s'observent surtout dans le cours des broncho-pneumonies morbilleuses, principalement lorsque leur évolution a été subaiguë et qu'elles ont affecté la forme lobulaire disséminée.

Il peut arriver lorsque de tels abcès siègent sous la

plèvre que leur contenu s'évacue dans la cavité pleurale et donne lieu à la formation d'un pyo-pneumothorax, mais cette terminaison est fort rare.

On comprend que cette lésion si limitée ne donne lieu à aucun symptôme propre qui permette d'en faire le diagnostic, et que les abcès pulmonaires de la broncho-pneumonie constituent une complication plutôt anatomique que clinique.

Pneumothorax. — La plupart des complications que nous venons d'étudier : pleurésie purulente, abcès du poumon, gangrène pulmonaire, peuvent donner lieu à la production d'un pyo-pneumothorax. Mais ce ne sont pas là les seules causes du pneumothorax, et dans certains cas l'air peut faire brusquement irruption dans la cavité pleurale à la suite de la rupture d'une vésicule d'emphysème.

Quelle qu'en soit la cause, le pneumothorax est une complication extrêmement rare et toujours rapidement mortelle de la broncho-pneumonie.

Hémorrhagies pulmonaires. — On peut voir survenir, dès le début de la broncho-pneumonie, principalement dans la forme pseudo-lobaire et dans le catarrhe suffocant, des hémorrhagies pulmonaires qui, seulement chez l'adulte, se révèlent cliniquement par une expectoration sanguinolente rosée ou rouillée rappelant l'expectoration sanglante de la fluxion de poitrine ou les crachats rouillés de la pneumonie franche.

Les hémorrhagies pulmonaires, toujours peu abondantes, ont une origine congestive : les lésions congestives d'engouement, de splénisation, ou les lésions plus avancées d'hépatisation rouge en sont la cause. Ce sont les seules hémorrhagies pulmonaires broncho-pneumoniques cliniquement appréciables. Elles ne constituent pas à proprement parler une complication de la broncho-pneumonie, mais elles en sont simplement un symptôme inconstant.

Il existe, dans la broncho-pneumonie, d'autres hémor-

rhagies pulmonaires, très fréquentes, parfois très-éten-
dues, qui surviennent plus fréquemment chez l'enfant
que chez l'adulte, et se montrent presque constamment
dans la broncho-pneumonie diphthérique, moins souvent, mais non pas rarement, dans les broncho-pneumonies de la rougeole ou de la coqueluche. Mais ce
sont encore ses complications purement anatomiques
qu'aucun symptôme ne permet de révéler à l'examen
clinique du malade.

Lorsqu'on fait l'autopsie d'un sujet mort de broncho-
pneumonie, on trouve souvent en effet, plus particulièrement aux parties postérieures et inférieures des
poumons, des taches ecchymotiques rouges, violacées
ou noirâtres, d'étendue très variables, ayant parfois la
forme des lobules, et occupant sous la plèvre la surface
d'un ou plusieurs lobules, plus irrégulières et moins
étendues dans d'autres cas. Il peut n'y avoir qu'un seul
foyer hémorrhagique, il y en a d'habitude plusieurs, et
parfois le poumon en est criblé sous forme d'un piqueté
noirâtre très confluent.

Jamais aucun symptôme clinique ne révèle l'existence
de ces foyers hémorrhagiques, si étendus qu'ils soient.
Ils ne donnent jamais lieu à aucun signe stéthoscopique
spécial, ni à la moindre expectoration sanguinolente.

La pathogénie de ces hémorrhagies est des plus
variables. Si intense que soit la congestion des capillaires alvéolaires aux périodes initiales d'engouement
et d'hépatisation rouge, elle donne lieu aux lésions que
nous avons décrites, à la transsudation de fibrine et de
globules rouges dans les cavités alvéolaires, mais en
aucun cas elle ne peut donner lieu à la production de
foyers hémorrhagiques, même des moins étendus.

Ce qui provoque leur formation, ce sont des hémorrhagies vraies résultant, comme nous l'avons dit, de
l'ulcération des vaisseaux satellites des bronchioles consécutive elle-même à l'extension de la péribronchite à
l'artère.

Les hémorrhagies qui reconnaissent cette origine sont les plus étendues. Leur siège au milieu des lésions inflammatoires, dans les régions postérieures et inférieures du poumon, dépend de leur origine même.

Leur plus grande fréquence dans la diphtérie s'explique par l'action congestive de la toxine diphtérique, aujourd'hui mise hors de doute par les études expérimentales qui ont été faites sur le bacille de la diphtérie et sur l'action de sa toxine. Cette action spéciale de la toxine diphtérique prédispose évidemment à la production de ces hémorrhagies sans en être la cause nécessaire, aussi peut-on les constater dans les autres broncho-pneumonies secondaires à la rougeole, à la coqueluche, à la fièvre typhoïde, bien qu'elles y soient moins fréquentes et moins abondantes que dans la broncho-pneumonie diphtérique.

Enfin, quelques hémorrhagies superficielles, de forme irrégulière, peu étendues, doivent être rapportées à l'asphyxie; ce sont les ecchymoses sous-pleurales bien connues, qui se produisent dans l'asphyxie, quelle qu'en soit la cause.

Convulsions. — On n'ignore pas que la pneumonie lobaire se complique assez souvent chez l'enfant de convulsions cloniques et que cette forme méningée de la pneumonie franche de l'enfant peut parfois simuler la méningite tuberculeuse. Elle aussi, la broncho-pneumonie, peut, dans le jeune âge, se compliquer de convulsions, bien que cette complication soit beaucoup plus rare à la suite de la pneumonie lobulaire qu'à la suite de la pneumonie lobaire.

Il convient en outre de faire remarquer que les observations de convulsions, qui ont été relatées dans le cours de la broncho-pneumonie, se rapportent d'une façon évidente à la forme pseudo-lobaire, et qu'on avait parfois pu faire pendant la vie le diagnostic de pneumonie à forme méningée.

Faut-il voir encore là une nouvelle analogie entre la

pneumonie lobaire et la forme pseudo-lobaire de la pneumone lobulaire? Dans ce cas particulier on ne peut actuellement trancher la question et de nouvelles observations avec étude histologique et examen bactériologique sont nécessaires. On trouverait en tous cas, dans la fréquence des localisations méningées du pneumocoque, une explication très naturelle des convulsions secondaires à la pneumonie lobaire et à certaines formes de broncho-pneumonie.

Ces convulsions secondaires à la broncho-pneumonie n'ont pas l'extrême gravité qu'on pourrait croire, et la guérison n'est pas rare, ou, pour mieux dire, elles ne semblent pas aggraver le pronostic de la broncho-pneumonie.

Adénopathie trachéo-bronchique. — La broncho-pneumonie, lorsqu'elle tend à se généraliser, détermine une tuméfaction légère et passagère des ganglions lymphatiques péri-bronchiques qui ne se manifeste par aucun signe cliniquement appréciable.

Jamais la broncho-pneumonie ne se complique d'une adénite péribronchique capable de donner lieu au syndrôme connu et décrit sous le nom d'adénopathie trachéo-bronchique.

On peut pourtant voir apparaître ce syndrôme clinique à une époque plus ou moins éloignée de la guérison d'une broncho-pneumonie, mais on peut être alors certain qu'il existe des lésions tuberculeuses pulmonaires antérieures à la broncho-pneumonie ou greffées sur les lésions de cette dernière. L'adénopathie trachéo-bronchique n'est donc pas une complication de la broncho-pneumonie; c'est une tuberculose ganglionnaire secondaire à la tuberculose pulmonaire.

Tuberculose. — La tuberculose pulmonaire est une complication assez fréquente de la broncho-pneumonie; elle en est une complication tardive qui vient se greffer sur le terrain préparé par les lésions broncho-alvéolaires.

Cette tuberculose secondaire est surtout fréquente chez l'enfant, principalement à la suite de la rougeole et de la coqueluche. On comprend facilement comment les altérations si profondes des bronchioles ouvrent largement la porte à l'infection bacillaire tuberculeuse ; aussi cette complication est-elle plus particulièrement fréquente dans les hôpitaux d'enfants. La présence récemment démontrée du bacille de la tuberculose dans les poussières des salles d'hôpital explique la contagion de la tuberculose et l'influence phtysiogène de la broncho-pneumonie.

On devra donc toujours tenir pour suspecte toute broncho-pneumonie aux allures subaiguës ou chroniques, et redouter à la suite des pneumonies lobulaires à convalescence pénible et traînante, l'invasion ultérieure ou même l'existence de lésions tuberculeuses.

On a, je crois, poussé trop loin l'influence phtysiogène de la pneumonie lobulaire, et l'on aurait tort de considérer toutes les broncho-pneumonies chroniques comme étant de nature tuberculeuse. La dilatation bronchique ne donne-t-elle pas lieu, en effet, en l'absence dûment démontrée de toute lésion tuberculeuse, à des symptômes d'hecticité absolument identiques à ceux des cavernes tuberculeuses ?

La broncho-pneumonie chronique sans tuberculose peut donc exister, mais elle est en réalité l'exception.

De là à considérer toutes les broncho-pneumonies comme étant de nature tuberculeuse, il y a un abîme que l'observation rigoureuse des faits ne permet pas de franchir.

Nous aurons à revenir plus tard sur les relations qui unissent la tuberculose à la broncho-pneumonie: Qu'il nous suffise actuellement de dire que la tuberculose pulmonaire est une complication possible, fréquente même, de la broncho-pneumonie, qu'on doit redouter, et qu'une convalescence pénible et longtemps prolongée fera presque toujours à bon droit soupçonner.

CHAPITRE V

ÉTIOLOGIE

Sommaire. — L'étude étiologique de la broncho-pneumonie comprend l'étude des causes qui en déterminent l'éclosion et de celles qui la favorisent.

I. *Causes déterminantes.* — Les microbes pathogènes de la broncho-pneumonie : ce sont toujours les mêmes quelle que soit la maladie qui a précédé la broncho-pneumonie.

La pneumonie lobulaire est rarement primitive ; elle est plus souvent secondaire et n'est alors qu'une complication au sens actuel du mot : c'est une infection secondaire, surajoutée.

II. *Causes prédisposantes.* — Elles sont nombreuses et variées. La prédisposition à la broncho-pneumonie tient au microbe, au malade et au milieu.

1º Causes prédisposantes tenant au microbe. — Exaltation de sa virulence.

La broncho-pneumonie primitive.

2º Prédisposition du malade. — Influences prédisposantes de l'âge, de l'état antérieur.

Les broncho-pneumonies de l'enfant, de l'adulte, du vieillard.

Les broncho-pneumonies secondaires aux maladies aiguës de l'enfant (Rougeole, diphtérie, coqueluche), et de l'adulte (grippe, érysipèle, fièvre typhoïde, variole).

Broncho-pneumonies secondaires aux affections chroniques (tuberculose pulmonaire, athrepsie, bronchite chronique).

3º Action prédisposante du milieu : saisons, encombrement. — La broncho-pneumonie est épidémique et contagieuse.

Les causes qui président à l'éclosion de la broncho-pneumonie et qui en favorisent l'évolution, sont extrêmement nombreuses et variées, mais on ne saurait attribuer à toutes ni la même importance, ni le même mode d'action.

Les unes, en effet, déterminent la production des lésions inflammatoires ; ce sont de toutes les moins

variables : ce sont les microbes. Les autres n'agissent
que comme auxiliaires des précédentes : ce sont les
causes prédisposantes, celles qui préparent au microbe
un terrain favorable à son développement et à son
action, et qui lui donnent une virulence suffisante pour
vaincre les résistances de l'organisme qu'il envahit. A
l'inverse des précédentes, ces causes prédisposantes sont
extrêmement variées, leur importance est inégale ; elles
peuvent agir isolément ou bien unir leurs influences
diverses pour donner au terrain la réceptivité suffisante
et pour exalter la virulence du microbe.

L'étude étiologique de la broncho-pneumonie comprend donc l'étude des causes qui en déterminent
l'éclosion et de celles qui peuvent la favoriser.

1

CAUSES DÉTERMINANTES

Toutes les causes capables d'irriter ou de léser de
quelque façon que ce soit l'épithélium des bronches et
des alvéoles étaient, jusqu'à ces dernières années, considérées comme capables de déterminer l'éclosion de la
broncho-pneumonie. Les unes agissaient localement,
directement sur les voies respiratoires : telle l'inha-
lation de gaz irritants, de poussières, etc... d'autres,
comme le froid, les brûlures étendues, les opérations
portant sur l'intestin, pouvaient, par action réflexe,
disait-on, provoquer l'apparition de la broncho-pneumonie.

Les études bactériologiques qui, dans les derniers
temps, ont éclairé d'un jour tout nouveau l'étiologie
d'un grand nombre de maladies, ont fait justice de toutes
ces causes plus ou moins mystérieuses de la pneumonie
lobulaire, et ont montré que certains microbes devaient
seuls être considérés comme les agents pathogènes de

la broncho-pneumonie, comme la cause déterminante
de ses lésions.

C'était déjà là, comme on le voit, singulièrement
restreindre le nombre des causes de la broncho-pneumonie, et la bactériologie en les simplifiant déterminait
nettement leur nature.

Et pourtant, au début de leurs recherches, les micro-
biologistes, frappés de l'apparition presque toujours
secondaire de la broncho-pneumonie et de la diversité
des affections qui semblaient en favoriser le plus
l'éclosion, cherchèrent à assigner à chaque forme un
agent pathogène spécial qui *a priori* ne devait être
autre que celui de l'affection primitive.

C'est ainsi que Babes et Thaon décrivirent, dans la
broncho-pneumonie morbilleuse, le microbe présumé
de la rougeole; que Klein considéra un streptocoque
trouvé par lui et par bien d'autres savants dans des
complications broncho-pulmonaires de la scarlatine
comme l'agent de cette dernière maladie. On se rappelle
enfin le nombre considérable de microbes trouvés dans
ces deux dernières années, dans les broncho-pneumonies
grippales, et décrits comme microbes de la grippe.

On était tellement convaincu qu'il ne s'agissait dans
la broncho-pneumonie que d'une détermination locale
pulmonaire de l'infection primordiale, que dans les
maladies dont les microbes étaient connus et bien
déterminés, comme la diphtérie, la fièvre typhoïde ou
la tuberculose, on ne recherchait que les agents pathogènes de ces maladies, sans se préoccuper des autres.
Lorsqu'alors on en trouvait un autre, on n'hésitait pas
à lui refuser toute action pathogène, ou parfois, au contraire, à lui accorder toutes les propriétés dont on
dépouillait le microbe reconnu jusque-là comme agent
pathogène de la maladie primordiale.

C'est ainsi qu'on a attribué la détermination des
broncho-pneumonies secondaires de la fièvre typhoïde,
ou de la tuberculose, à l'action des microbes d'Eberth

ou de Koch, ou qu'on a refusé au bacille de la diphtérie
toute action spécifique qu'on accordait au contraire à
un streptocoque trouvé dans des foyers lobulaires de
pneumonie.

Les associations fréquentes du microbe de la broncho-
pneumonie et de celui de l'affection qu'elle complique,
et même la pluralité des bactéries trouvées dans les
foyers de broncho-pneumonie, expliquent facilement ces
erreurs d'interprétation, et les excusent dans une certaine mesure.

La lumière ne tarda pas d'ailleurs à se faire : la fréquente concordance des résultats obtenus dans les cas
les plus dissemblables amena bientôt les bactériologistes
à considérer la broncho-pneumonie comme une *infection secondaire*, une complication due à l'intervention
d'un microbe dans un organisme déjà infecté par un
microbe différent. Les maladies qui se compliquent le
plus souvent de broncho-pneumonie, telles que la
rougeole, la diphtérie, la coqueluche, la grippe, ne
furent plus dès lors considérées que comme des causes
prédisposantes de la broncho-pneumonie. La preuve,
impossible à faire pour les maladies telles que la
rougeole dont l'agent pathogène est inconnu, fut faite
d'une façon éclatante dans la broncho-pneumonie consécutive à la diphtérie où, à côté du bacille spécifique
de Lœffler produisant la fausse membrane, on trouva
dans les foyers d'hépatisation un streptocoque identique
à celui qu'on décèle dans les noyaux de broncho-
pneumonie consécutive à la rougeole, au choléra, à la
grippe, etc...

On en restreignit d'autant le nombre des agents
pathogènes de la broncho-pneumonie, et les récents
travaux de Weichselbaum, Netter, etc., ne dénoncent
plus comme agents pathogènes de la broncho-pneumonie
que 4 espèces de microbes :

1° Le *diplococcus pneumoniæ* ou *pneumocoque lancéolé
de Talamon-Frænkel;*

2º Le *streptococcus pneumoniæ* que Weichselbaum hésite à identifier au streptocoque de l'érysipèle ou de la suppuration, mais que Netter et d'autres auteurs déclarent n'en pouvoir différencier;

3º Les *staphylococcus aureus* et *albus;*

4º Le *pneumobacille encapsulé de Friedlænder* ou *bacillus pneumoniæ.*

Weichselbaum, Netter, et nombre d'autres bactériologistes qui ont répété leurs recherches, s'accordent à considérer ces quatre espèces bactériennes comme les seuls agents pneumonigènes. Seuls, selon eux, ces microbes peuvent déterminer les lésions de la pneumonie, que celle-ci soit lobaire ou lobulaire, qu'elle soit primitive ou secondaire, et dans ce dernier cas, quelle que soit l'affection qui l'ait précédée. Chacune de ces formes d'inflammation aiguë du poumon pourrait être ainsi produite indifféremment par l'un quelconque de ces microbes isolé ou associé à l'un ou à plusieurs des trois autres.

Frænkel, ne pouvant admettre que deux affections aussi différentes que la pneumonie et la broncho-pneumonie puissent être dues aux mêmes microbes, avait déjà tenté de les différencier étiologiquement l'une de l'autre, et admettait que le pneumo-bacille de Friedlænder pouvait être l'agent de la broncho-pneumonie, mais que la pneumonie franche était toujours due à l'action du pneumocoque lancéolé. J'ai également cherché, dans un récent travail, à différencier étiologiquement la broncho-pneumonie de la pneumonie franche, et de mes recherches à la fois anatomiques et bactériologiques, j'ai conclu que les lésions de la broncho-pneumonie affectent, dans leur répartition topographique, deux types distincts :

1º Un *type lobulaire* dû à l'action du *streptocoque pyogène* et qui seul constitue la broncho-pneumonie proprement dite;

2º Un *type pseudo-lobaire* dû à l'action du *pneumocoque*

lancéolé de Talamon-Fraenkel et qu'on doit, au triple point de vue étiologique, anatomique et clinique, séparer de la broncho-pneumonie pour le rapprocher de la pneumonie franche dont il constitue une forme le plus habituellement secondaire, et plus fréquente chez l'enfant.

Si nombreuses qu'aient été mes recherches, les conclusions auxquelles je suis arrivé sont actuellement encore controversées et de nouvelles études pourront seules trancher définitivement la question.

L'action pneumonigène de ces microbes a été démontrée par l'expérimentation, en France et à l'étranger; mais ces expériences demandent d'autant plus à être reprises qu'on n'a pas encore établi, sur des données expérimentales précises et indiscutables, la différence d'action du pneumocoque et du streptocoque.

Les recherches cliniques sur le vivant, au moyen de ponctions aspiratrices par la seringue stérilisable de M. le professeur Straus, et les recherches sur le cadavre immédiatement après la mort, ont du moins établi :

1º Que ces microbes se retrouvent pendant la vie au niveau des foyers de broncho-pneumonie;

2' Qu'ils n'existent pas dans les poumons sains (Straus);

3º Qu'on ne les retrouve à l'examen microscopique que dans les foyers de lésions inflammatoires, alors qu'ils n'existent ni dans les foyers d'atélectasie, ni dans les lobules emphysémateux.

Il est donc évident, même en dehors de toute preuve expérimentale, que les microbes décelés au milieu des foyers de broncho-pneumonie en sont bien les agents pathogènes, qu'ils s'y retrouvent isolés ou associés à d'autres bactéries dont le rôle est encore mal déterminé, mais qu'on ne saurait être autorisé formellement à considérer comme de simples saprophytes.

II

CAUSES PRÉDISPOSANTES

Si d'habitude nous échappons à l'action des microbes pneumonigènes que nous venons d'étudier, c'est que celle-ci, pour s'exercer, demande la réunion d'un concours de circonstances capables d'exalter la virulence du microbe ou de diminuer la résistance de notre organisme.

C'est l'ensemble de ces circonstances adjuvantes que nous nous proposons d'étudier sous le nom de *causes prédisposantes* de la broncho-pneumonie.

Elles sont nombreuses, nous l'avons dit plus haut, elles sont extrèmement variées; elles sont indispensables enfin, pour permettre au microbe de déterminer les lésions de la broncho-pneumonie ; mais leur importance est inégale, et le plus généralement plusieurs d'entre elles unissent leurs influences particulières pour donner au microbe un degré suffisant de virulence, et faire des voies respiratoires un terrain favorable à leur existence et à leur pullulation.

Parmi ces causes prédisposantes, les unes tiennent au microbe, les autres au malade, d'autres enfin au milieu.

1º *Causes prédisposantes tenant au microbe. — Exaltation de sa virulence.* — Parmi les causes favorables à l'invasion microbienne tenant au microbe lui-même, les unes sont bien connues, les autres bien qu'établies en fait restent actuellement encore inexpliquées.

Des recherches nombreuses, souvent répétées, ont démontré que ces microbes peuvent non seulement se trouver dans l'air, mais encore qu'ils existent normalement dans les cavités que traverse l'air avant d'arriver aux poumons.

On se rappelle, en effet, que c'est *Pasteur* qui, en

1881, découvrit le pneumocoque dans la salive d'un enfant enragé et qui constata son action pathogène pour la souris, ignorant alors son action pneumonigène que *Talamon* révéla 2 ans après. Depuis Pasteur, de nombreux savants ont constaté la présence fréquente dans la salive des sujets sains non seulement du pneumocoque, mais aussi du streptocoque pyogène, du bacille encapsulé de Friedlænder et des staphylocoques pyogènes.

M. *Netter*, dans une série de travaux fort intéressants poursuivis dans le but de déterminer la fréquence de la présence de ces bactéries dans la cavité bucco-pharyngienne des sujets sains, arriva à établir que l'on y retrouve en moyenne :

Le pneumocoque lancéolé, plus de 20 fois sur 100 ;

Le streptocoque pyogène, plus de 5,5 fois sur 100 ;

Le bacille encapsulé de Friedlænder, plus de 4,5 fois sur 100 ;

Les staphylocoques pyogènes dans presque tous les cas.

Dans des recherches analogues, M. *Von Besser* montra que ces mêmes microbes pathogènes se retrouvaient dans des proportions presque identiques dans le mucus des fosses nasales des sujets sains.

Toutes ces études nous révèlent donc que si les organismes reconnus comme agents des processus pneumoniques aigus ne se trouvent pas dans les poumons sains, ils existent normalement dans les voies aériennes supérieures (cavité bucco-pharyngienne et fosses nasales), chez la plupart des sujets sains.

On comprend dès lors que l'air puisse les transporter dans les poumons et que, dans certaines conditions tenant d'une part à la quantité et à la virulence des microbes, d'autre part au terrain sur lequel ils sont semés, ils puissent pulluler dans le parenchyne pulmonaire et y déterminer les lésions de la broncho-pneumonie.

Nous sommes donc sous la menace perpétuelle d'infections pulmonaires dont notre organisme normal porte souvent en lui la cause première ; c'est cette catégorie d'infections que M. le professeur Bouchard a très heureusement désignées sous le nom d'*auto-infections*, les opposant ainsi à la classe plus nombreuse d'ailleurs des infections dont la cause est extérieure à nous. Si, dans de telles conditions, l'infection le plus souvent ne se fait pas, c'est que notre organisme possède des moyens de protection qui suffisent à empêcher la pullulation des agents pathogènes et même à en amener la destruction.

Cette protection est d'autant plus efficace que les microbes eux-mêmes sont d'habitude en quantité peu considérable, et doués d'une virulence si faible qu'ils ne peuvent vaincre la résistance de notre organisme.

M. *Netter* a noté en effet que sous des influences extérieures, cosmiques, dont la nature et le mode d'action sont encore mal déterminés, les organismes pathogènes normalement contenus dans les premières voies respiratoires, peuvent tantôt acquérir une grande virulence, tantôt au contraire en être presque totalement dépourvus, et c'est à cet état qu'on les observe d'habitude dans la salive des sujets sains. On comprend que, dans de telles conditions, leur introduction dans les poumons ne soit suivie d'aucun effet pathologique.

Ces causes prédisposantes tenant aux seules conditions de la quantité et de l'exaltation de la virulence des bactéries pneumonigènes introduites dans les poumons peuvent, en dehors même de toute cause prédisposante tenant au malade, déterminer l'éclosion de la broncho-pneumonie.

Cette *forme primitive de la broncho-pneumonie*, hâtons-nous de le dire, est beaucoup plus rare que les formes secondaires que nous allons étudier, et presque toujours la prédisposition du terrain intervient pour favoriser le développement et la pullulation des microbes ;

on peut donc poser en règle générale que la *broncho-pneumonie est une infection secondaire*, une complication au sens propre du mot. La broncho-pneumonie primitive est une exception à cette règle.

La *broncho-pneumonie primitive* est plus fréquente chez l'adulte que chez l'enfant.

Elle peut débuter comme une pneumonie franche par un frisson, un point de côté et une élévation brusque de la température qui se maintient à un degré toujours élevé, entre 40 et 41°. Ses symptômes cliniques sont alors les mêmes que ceux de la pneumonie franche, et seule l'autopsie vient montrer entre ces deux affections aux allures cliniques et aux symptômes si semblables, les différences des lésions anatomiques et de cause bactérienne qui les distinguent si profondément l'une de l'autre.

La marche de cette forme est souvent rapide, suraiguë et son pronostic des plus graves : elle détermine généralement la mort en 2 à 3 jours.

D'autres fois la broncho-pneumonie peut survenir primitivement avec les allures habituelles à ses différentes formes secondaires : son début est progressif, elle évolue par poussées successives et son pronostic est alors moins grave que celui de la forme précédente.

Le contact avec des malades atteints de la broncho-pneumonie secondaire est l'origine presque constante de ces broncho-pneumonies primitives ; aussi les observe-t-on fréquemment pendant les épidémies de grippe, en dehors de toute infection grippale antérieure. Le contact avec des malades atteints de fièvre puerpérale, d'érysipèles, ou en un mot avec des malades atteints d'infections dont l'origine bactérienne se confond avec celle des pneumonies lobulaires, est une cause fréquente de cette forme primitive de la broncho-pneumonie, et j'ai rapporté un cas dans lequel l'examen minutieux des circonstances étiologiques m'a permis

d'établir qu'une personne absolument saine avait pu,
en soignant un malade atteint d'érysipèle de la face,
contracter une broncho-pneumonie primitive, à streptocoques, sans érysipèle externe.

Si bien établie que soit l'existence de cette forme
primitive de la broncho-pneumonie, on n'en doit pas
moins considérer cette affection comme habituellement
secondaire ; c'est sur ces formes secondaires si fréquentes
et si multiples que nous voulons tout spécialement attirer
l'attention.

2° *Prédisposition du malade.* — C'est une notion banale que la broncho-pneumonie est une maladie presque
spéciale à l'enfance et qu'on la voit survenir, de préférence à la suite de la rougeole, de la diphtérie, de la coqueluche : c'est assez indiquer l'importance du rôle que
jouent ces conditions étiologiques dans l'apparition de la
broncho-pneumonie. Chacune de ces conditions qui favorisent l'éclosion de la pneumonie lobulaire donne à cette
dernière un cachet spécial, un mode d'évolution particulier, et un pronostic si variable suivant le cas, qu'on
doit y insister longuement et décrire chacune de ces diverses formes secondaires en indiquant les caractères
propres à chacune d'elles.

Age. — Parmi ces causes prédisposantes, l'*âge* du malade occupe la première place : on peut même dire d'une
façon générale que la broncho-pneumonie est une
maladie de l'enfance, aussi la description que nous
avons donnée de sa forme clinique habituelle s'ap-
plique-t-elle plus spécialement à la *broncho-pneumonie
de l'enfant.*

C'est de 2 à 4 ans qu'elle est plus fréquente ; sa
fréquence diminue à mesure qu'on s'éloigne en deçà
ou au delà de ces limites moyennes ; après 6 ans, elle
devient beaucoup plus rare.

Son début, généralement insidieux, est marqué par
une bronchite dont les signes physiques augmentent
progressivement d'étendue et d'intensité à mesure que

la dyspnée s'aggrave. Cette dyspnée domine la scène
morbide pendant toute l'évolution de la maladie, et
l'asphyxie croissante attire toute l'attention de l'obser-
vateur. Les signes physiques sont des signes de bronchite : râles sibilants et ronflants ; le souffle peut
manquer, ou souvent on ne constate que du souffle
bronchique. Le pouls fréquent bat 140 à 160 fois par
minute. La température rémittente oscille entre 38°,5
le matin et 39°,5 le soir, mais ces phénomènes généraux
cèdent le pas à la dyspnée.

Des rémissions surviennent souvent dans la dyspnée
et la fièvre en même temps que l'auscultation dénote
une atténuation dans l'intensité et l'étendue des signes
stéthoscopiques. Mais ces rémissions apparentes sont de
courte durée, et suivies, au bout de 24 à 48 heures, d'une
nouvelle exacerbation du mal. Cette *évolution par poussées successives* est l'un des caractères de la pneumonie
lobulaire de l'enfant.

La durée moyenne est de 4 à 6 jours; mais le
plus souvent, elle se prolonge bien au delà et ce n'est
fréquemment qu'au bout de 10 à 12 jours, parfois
même 3 semaines ou un mois, que le petit malade guérit
ou succombe.

La mort est la terminaison la plus fréquente de la
broncho-pneumonie chez l'enfant : le pouls devient
petit, presque insaisissable, la température s'élève, ou
parfois, au contraire, s'abaisse au-dessous de son degré
normal, et la mort survient par asphyxie, dans l'adynamie et le coma.

Si la guérison survient, la convalescence est toujours
longue, pénible, souvent entravée de nouvelles poussées avortées, et les signes physiques de bronchite
persistent un temps souvent très long après la disparition complète des troubles fonctionnels et des phénomènes généraux.

Toute autre sera l'évolution de la *broncho-pneumonie
de l'adulte* qui, dès le début et pendant toute sa durée,

prendra franchement l'allure d'une maladie infectieuse. Beaucoup plus rare chez l'adulte que chez l'enfant, la pneumonie lobulaire est également presque toujours secondaire à une maladie infectieuse ; la grippe occupe sans contestation le premier rang parmi les affections que la broncho-pneumonie vient le plus souvent compliquer.

Parfois elle débute brusquement comme une pneumonie franche, par un frisson violent et un point de côté, et l'ensemble de son expression symptomatique rend entre les deux affections tout diagnostic impossible. Son évolution est rapide, sa terminaison le plus souvent fatale et l'autopsie seule démontrera la répartition lobulaire des lésions des bronches et du parenchyme pulmonaire.

Très fréquemment, la broncho-pneumonie présente chez l'adulte le tableau clinique décrit sous le nom de *catarrhe suffocant* ou de *bronchite capillaire*.

Cette forme que l'on peut aussi rencontrer chez l'enfant, a chez l'adulte plusieurs modes de début. On peut la voir débuter insidieusement : une simple bronchite normale dans ses allures et dont rien ne peut faire prévoir l'aggravation passe progressivement des grosses bronches aux petites : la température s'élève, la dyspnée s'accroît en même temps que l'auscultation dénote la généralisation de la bronchite à la presque totalité de l'étendue des poumons. D'autres fois, la bronchite capillaire de l'adulte débute brusquement, comme la pneumonie, par un frisson et un point de côté.

Quel que soit son début, les troubles initiaux de la respiration et les phénomènes généraux infectieux prennent rapidement une grande intensité qui ne laissera guère de doute sur la nature de l'affection non plus que sur l'extrême gravité de son pronostic.

Le pouls est rapide et dur, la température oscillé entre 39°,5 et 40 à 41°, ses oscillations sont courtes.

Le nombre de respirations est de 60 à 80 et plus encore par minute.

La dyspnée est extrême, l'asphyxie rapide, et le plus souvent, l'affection se termine par la mort, du cinquième au douzième jour. La mort survient au milieu de phénomènes ataxiques, délire, agitation, ou bien au contraire dans l'adynamie et le coma.

On peut presque poser en règle générale que la gravité du pronostic est en raison directe de l'acuité du début ; en 1870, par exemple, dans une épidémie dont nous aurons à reparler plus loin, on observa très souvent un début brusque, presque subit, et la terminaison fatale survenait en deux ou trois jours.

On voit en somme que, chez l'adulte, la broncho-pneumonie évolue à la façon d'une maladie infectieuse: elle débute souvent brusquement, elle s'accompagne de phénomènes généraux graves, et se termine le plus souvent par la mort. Malgré l'intensité fréquente de la dyspnée, il n'en demeure pas moins évident que la broncho-pneumonie tue l'adulte par infection, et nous opposons volontiers cette évolution infectieuse de la broncho-pneumonie de l'adulte à l'évolution asphyxique de la broncho-pneumonie de l'enfant. Ne savons-nous pas, d'ailleurs, qu'il est fréquent de retrouver les microbes pneumonigènes dans le sang de l'adulte, et qu'il est rare de les y trouver chez l'enfant. Chez l'adulte, en d'autres termes, l'infection se généralise rapidement, elle ne le fait qu'à la longue chez l'enfant ; aussi la même affection présente-t-elle, suivant l'âge où elle survient, une expression symptomatique et une évolution absolument différentes.

Plus fréquente à l'âge avancé qu'à l'âge moyen de la vie, la broncho-pneumonie *chez le vieillard* se rapproche beaucoup plus, par son expression clinique et son évolution, de la broncho-pneumonie de l'enfant que de celle de l'adulte. Nous voulons pourtant insister sur la rareté relative de cette affection chez le vieillard si on la compare à son extrême fréquence dans le jeune âge. Aussi peut-on, comme nous le disions plus haut, considérer la broncho-pneumonie comme une affection de l'enfant, beaucoup plus rare aux autres âges de la vie. -

Elle débute chez le vieillard beaucoup plus souvent d'une façon insidieuse que brusquement et reste d'habitude pour ainsi dire latente pendant la durée de son évolution. Un peu de gêne respiratoire, une toux fréquente, grasse, sans expectoration, une ascension thermique peu considérable, et un accroissement de la vitesse des pulsations radiales seront généralement les seuls symptômes qui appelleront l'attention : l'auscultation dont les données sont des plus variables pourra ne dénoter qu'un simple affaiblissement du murmure vésiculaire, ou d'autres fois fera percevoir des râles sibilants ou sous-crépitants, ou même dans quelques cas dénoncera la présence de foyers limités, fugaces d'hépatisation : les râles crépitants fins et parfois du souffle révéleront alors leur présence.

La mort fréquente, chez le vieillard, survient au bout de huit à quinze jours en moyenne, quelquefois plus rapidement dans l'adynamie et le coma.

Les formes aiguës à début brusque et à marche rapide sont plus rares chez le vieillard, et lorsqu'on les observe on a beaucoup plus souvent affaire à la pneumonie franche qu'à la broncho-pneumonie qui chez les sujets âgés est incontestablement plus rare que la première.

Nous venons de voir combien diffère l'expression clinique de la broncho-pneumonie, suivant l'âge des malades, et nous avons opposé son extrême fréquence chez l'enfant à sa rareté relative aux âges plus avancés. C'est qu'en effet la plupart des maladies qui en précèdent et en provoquent l'éclosion sont des maladies propres à l'enfant ; mais l'âge du malade paraît jouer un rôle tellement prépondérant dans la prédispo-

sition à la pneumonie lobulaire que cette complication
si fréquente chez l'enfant à la suite de la rougeole, de
la diphtérie, de la coqueluche, apparaît beaucoup
plus rarement chez l'adulte à la suite des mêmes affections.

Les états antérieurs qui favorisent l'éclosion de la
broncho-pneumonie et créent un terrain propice à son
évolution, sont nombreux, variés, mais on doit se gar-
der d'attribuer une importance égale à chacun d'eux.

La broncho-pneumonie est surtout une complication
des maladies aiguës, et en particulier de celles qui sont
en quelque sorte l'apanage du jeune âge : la rougeole,
la diphtérie, la coqueluche. D'autres maladies aiguës
communes à l'enfant et à l'adulte, mais plus fréquentes
chez ce dernier, peuvent également s'en compliquer, et
les broncho-pneumonies de l'érysipèle, de la grippe, de
la fièvre typhoïde, bien que ne devant pas être considérées comme des raretés, sont pourtant loin d'avoir
l'extrême fréquence des précédentes.

Certaines *affections chroniques*, qui cette fois encore
sont spéciales à l'enfant, l'athrepsie, le rachitisme, sont
des causes fréquentes de broncho-pneumonie. La tuberculose pulmonaire enfin, à tous les âges de la vie, mais
de préférence chez l'enfant, se complique parfois de
pneumonie lobulaire.

On voit en somme que parmi ces causes si nombreuses et si diverses qui prédisposent à la broncho-
pneumonie, l'âge domine toutes les autres en importance. On a dit souvent que la pneumonie lobulaire ne
devait son extrême fréquence chez l'enfant qu'à la fréquence même à cet âge de ses causes prédisposantes
habituelles, la rougeole, la diphtérie, la coqueluche.
Nous pensons au contraire que cette affection ne complique si souvent ces maladies infectieuses que parce
que celles-ci sont plus fréquentes chez l'enfant : nous
n'en voulons comme preuve que la fréquence dans le
jeune âge des broncho-pneumonies morbilleuse et

diphtérique en comparaison de leur rareté chez l'adulte.

Les caractères cliniques et le pronostic de la bronchopneumonie diffèrent tellement suivant les affections qu'elle complique que toutes ces formes secondaires constituent presque des formes cliniques distinctes, sur la description desquelles il convient d'insister.

Rougeole. — La *rougeole* se complique si souvent de broncho-pneumonie que longtemps on a considéré celle-ci comme une détermination pulmonaire du virus morbilleux. Des recherches bactériologiques nombreuses et concordantes permettent actuellement d'affirmer qu'il s'agit là d'une complication au sens propre du mot, autrement dit, d'une infection secondaire de la rougeole.

La fréquence de la broncho-pneumonie dans le cours ou à la suite de la rougeole est telle que la plupart des médecins d'enfants attribuent à cette fièvre éruptive, le quart des cas de pneumonie lobulaire qu'on observe dans les hôpitaux d'enfants.

La broncho-pneumonie morbilleuse est d'autant plus fréquente et plus grave que le malade est plus jeune ; beaucoup plus rare chez l'adulte, elle ne survient guère chez lui que dans certaines épidémies, en 1870-71, par exemple, où elle fit de nombreuses victimes parmi les jeunes recrues. Chez l'enfant même, sa fréquence et sa gravité varient suivant les épidémies et surtout suivant le milieu ou se trouve le petit malade, et chacun sait combien fréquente et grave est la broncho-pneumonie dans les salles d'isolement des morbilleux dans nos hôpitaux d'enfants, alors qu'elle est plus rare et son pronostic moins souvent fatal chez les petits malades placés dans de meilleures conditions.

Les saisons froides et humides favorisent sa dissémination, accroissent sa fréquence et aggravent son pronostic.

Parfois précoce, elle peut apparaître avant l'éruption pendant la période d'invasion de la rougeole ; l'éruption peut alors être normale, souvent aussi elle est retardée, ou même plus ou moins complètement arrêtée : l'éruption *sort mal*, et le pronostic toujours grave de ces éruptions retardées ou arrêtées dans leur évolution normale s'explique par la complication pulmonaire qui, presque toujours, est la cause de leur développement anormal.

Le plus habituellement, la broncho-pneumonie morbilleuse survient pendant ou après l'éruption qui pâlit : c'est en effet entre le 2e et le 4e jour qui suivent l'apparition de l'éruption de la rougeole que la plupart des auteurs s'accordent à fixer le début le plus fréquent de la complication pulmonaire.

Dans d'autres cas, la pneumonie lobulaire survient plus ou moins tardivement, 15 et même 20 jours après la guérison complète. Il faut toujours se méfier de ces soi-disant broncho-pneumonies morbilleuses tardives qui souvent ne sont que des broncho-pneumonies caséeuses ; on sait combien la tuberculose est fréquente chez l'enfant, à la suite de la rougeole.

D'autant plus insidieuse dans son début qu'elle est plus précoce, la broncho-pneumonie de la rougeole a généralement une marche subaiguë, et le plus souvent aboutit chez l'enfant à la suppuration du lobule. Plus rapide chez l'adulte, elle affecte généralement alors la forme clinique du catarrhe suffocant.

Son pronostic est grave, puisque dans nos hôpitaux d'enfants elle cause la mort de près de la moitié des malades qui en sont atteints.

Sa forme anatomique est généralement la forme à noyaux disséminés chez l'enfant, la bronchite capillaire chez l'adulte. C'est dans la broncho-pneumonie morbilleuse de l'enfant qu'on a presque toujours observé la gangrène pulmonaire, complication du reste assez rare de la pneumonie lobulaire.

Diphtérie. — Après la rougeole, la *diphtérie* est certainement l'une des maladies infectieuses de l'enfant

qui se complique le plus souvent de broncho-pneumonie, et l'on fait, dans les hôpitaux d'enfants, peu d'autopsies de diphtériques dans lesquelles on puisse noter
l'absence de foyers lobulaires d'hépatisation pneumonique.

Cette extrême fréquence de la broncho-pneumonie
dihptérique, chez l'enfant, décroît rapidement chez les
sujets plus âgés : sa fréquence est telle au-dessous de
4 ans que presque tous les petits malades qui succombent à la diphtérie en sont atteints. Au-dessus de
4 ans, la broncho-pneumonie devient moins fréquente,
et c'est presque une rareté chez l'adulte.

Les saisons humides et froides, toutes les causes de
débilitation, ont été accusées de favoriser l'éclosion de
la broncho-pneumonie chez les diphtériques sans que
d'ailleurs aucune preuve indiscutable puisse être invo-
quée en faveur de ces assertions.

Seule la présence des fausses membranes dans les
voies respiratoires semble faciliter aux agents pneumonigènes l'accès du lobule pulmonaire, aussi la
broncho-pneumonie est-elle plus fréquente dans le croup
pur ou avec angine que dans l'angine diphtérique sans
croup, bien qu'elle soit loin d'être une rareté dans ce
dernier cas.

Le degré de l'intoxication diphtérique ne paraît
avoir aucun rapport évident avec la fréquence de la
complication pulmonaire, et les croups en apparence
les moins toxiques peuvent se compliquer de broncho-
pneumonie, au même titre que les formes les plus toxiques de la diphtérie.

L'opération de la trachéotomie, en ouvrant largement
la voie aux microbes, leur facilite l'accès des dernières
ramifications bronchiques, et prédispose d'une façon
évidente à la pneumonie lobulaire ; nous verrons d'ailleurs l'importance de cette notion pour l'indication des
soins à prendre pendant l'opération et après l'introduction de la canule.

La *date d'apparition* de la broncho-pneumonie dans le cours de la diphtérie est extrèmement variable. — Tantôt précoce, on la voit apparaître avant le 4e jour, tantôt au contraire, plus tardive, elle peut survenir après le 7e jour ; et même 40 jours après le début de la diphtérie le petit malade ne peut être considéré comme définitivement à l'abri de toute complication pulmonaire. Mais c'est le plus habituellement entre le 4e et le 6e jour que survient la pneumonie lobulaire.

Son mode de début est assez exactement commandé par la date de son apparition, — et l'on peut poser en principe que le début sera d'autant plus brusque qu'elle apparaîtra à une époque plus tardive.

Dans les cas habituels, au contraire, où la broncho-pneumonie survient dans la première semaine, son début est des plus obscurs et des plus difficiles à préciser.

Cette difficulté à déceler la broncho-pneumonie chez un diphtérique s'explique aisément par la confusion des symptômes des deux affections qui, toutes deux portant sur les voies respiratoires, déterminent les troubles fonctionnels dyspnéiques présentant une grande analogie.

A l'inverse de ce qui se passe dans la rougeole et dans les autres affections fébriles qui se compliquent fréquemment de pneumonie lobulaire, ce sont les phénomènes généraux qui, dans la diphtérie, annonceront l'apparition de la broncho-pneumonie. Cette complication s'accompagnant en effet toujours de fièvre, et l'intoxication diphtérique ne déterminant guère d'élévation de la température supérieure à 38° ou 38°,5, on peut dire en règle générale que chaque fois que l'on verra, dans le cours de la première semaine de la diphtérie, la température s'élever au-dessus de 38°,5, on devra craindre l'apparition de la broncho-pneumonie, et presque toujours l'examen du petit malade confirmera cette prévision. L'observation minutieuse et suivie de la marche de la température sera, donc le meilleur indice de l'apparition des complications thoraciques.

En même temps que cette ascension thermique, on pourra noter également le battement des ailes du nez, l'absence d'accès de suffocation, la forme continue et progressive de la dyspnée, un tirage peu marqué, une voix peu ou point voilée ; mais ce sont là des signes d'importance tout à fait secondaire pour le diagnostic de la broncho-pneumonie diphtérique, et l'on comprend facilement combien la présence des fausses membranes dans le larynx et leur plus ou moins grande extension dans la trachée et les bronches sont susceptibles de les modifier.

Il ne faudra d'ailleurs guère compter sur l'examen physique du malade pour la confirmation du diagnostic, car l'auscultation ne fera guère percevoir qu'un silence respiratoire presque absolu. Si l'enfant a déjà subi l'opération de la trachéotomie, l'auscultation ne fournira pas d'éléments plus utiles au diagnostic, car les bruits canulaires ne permettront pas à l'oreille la mieux exercée de percevoir les modifications pneumoniques du murmure respiratoire.

Si malgré l'élévation de la température, on pratique la trachéotomie, on pourra noter pendant et après l'opération quelques signes qui sont des éléments importants de diagnostic.

L'hémorrhagie parfois abondante qui se produit au moment de l'incision et cesse toujours dès l'introduction de la canule, persiste souvent plus ou moins abondante chez les petits malades atteints de broncho-pneumonie. De plus, aux fausses membranes rejetées par les quintes de toux qui suivent l'introduction de la canule, se mêle souvent du pus : c'est là un indice certain de l'existence d'une pneumonie lobulaire. Au lieu du soulagement immédiat et si frappant qui suit d'habitude l'opération, on verra alors la dyspnée persister malgré la voie ouverte à l'air pour arriver aux poumons, et s'accroître progressivement jusqu'à la mort qui, dans ce cas, est la terminaison la plus fréquente.

Le *pronostic* de la diphtérie, déjà si sombre par lui-même, est, on peut le prévoir, extrèmement aggravé par l'apparition de complications thoraciques, et rarement la broncho-pneumonie diphtérique pardonne aux malades qu'elle atteint. Sa gravité, d'autant plus grande que le sujet est plus jeune, est en raison directe de l'étendue et de la confluence de ses lésions. Elle est enfin d'autant plus rapide dans sa marche, et son pronostic est d'autant plus souvent fatal que son apparition est plus précoce.

Quelle importance convient-il d'attribuer à la broncho-pneumonie diphtérique pour l'opération du croup? Faut-il y voir une contre-indication formelle à la trachéotomie? — Tout diphtérique atteint de broncho-pneumonie était jadis abandonné, et l'on se gardait bien de lui faire subir une opération que d'aucuns accusaient même de provoquer la détermination de l'hépatisation lobulaire chez les sujets qui en étaient auparavant indemnes et qui, disait-on, sans opération, n'en auraient probablement jamais eu. Actuellement, on pense et l'on agit d'une tout autre façon : dès que le croup met l'enfant en imminence d'asphyxie, on l'opère, *même lorsque la broncho-pneumonie est dûment consta-tée*. Quelques succès obtenus par l'opération dans ces circonstances autorisent et justifient cette pratique, surtout lorsque l'on a affaire à des sujets âgés de plus de 2 ans.

L'enfant opéré dans de telles conditions aura évidemment moins de chances de guérir que si ses poumons étaient indemnes de toute lésion, mais si faibles que soient les chances de guérison, on doit toujours les tenter.

On devra, pour éviter à l'opération le reproche parfois justifié d'avoir déterminé la broncho-pneumonie, se

mettre dans les meilleures conditions possibles ; c'est-à-
dire, avant l'opération, laver et désinfecter la région
opératoire et ne se servir que d'instruments (bistouris
et canules) rigoureusement aseptiques. — Après l'opération, outre les lavages fréquents de la canule interne,
et les changements fréquents de canule, on devra placer
devant celle-ci une cravate de tarlatane contenant dans
ses plis une feuille d'ouate, et qui sera changée au
moins toutes les deux heures ; on évitera ainsi le
trop libre accès aux poumons des microbes pathogènes contenus dans l'air, surtout dans les salles d'hôpitaux d'enfants.

Nous n'avons que bien peu de chose à ajouter à ce
que nous avons dit à notre chapitre d'anatomie pathologique, car la broncho-pneumonie diphtérique n'offre
aucun caractère saillant qui permette de la différencier
de ses autres formes étiologiques. La congestion y est
pourtant plus marquée que dans les autres broncho-
pneumonies secondaires et, plus souvent que dans ces
dernières, on y trouve des hémorrhagies lobulaires,
parfois assez étendues, qui, comme la congestion, doivent
être attribuées à l'action connue et bien établie du
poison diphtérique, au même titre que les congestions
des autres organes.

La suppuration est un mode très fréquent de terminaison de l'évolution des lésions broncho-alvéolaires.

Les lésions mécaniques d'atélectasie et d'emphysème
sont toujours très étendues, et cette extension anormale,
facilement explicable par l'obstruction des bronches
par les fausses membranes, est une confirmation de
l'origine mécanique qu'on s'accorde généralement d'ailleurs, à assigner à ces lésions.

Mes recherches récentes, confirmées depuis par d'autres observateurs, ont montré que la broncho-pneumonie diphtérique, jadis attribuée à l'action du bacille
de la diphtérie, devait être en réalité attribuée aux
agents pneumonigènes habituels et par suite considérée

comme une infection secondaire, une complication
de la diphtérie. Aussi, le bacille de la diphtérie ne
coexiste-t-il avec le streptocoque dans les foyers d'hépatisation, que lorsque la fausse membrane s'est étendue
jusqu'aux plus fines ramifications bronchiques.

COQUELUCHE. — La *coqueluche* se complique beaucoup
moins souvent de broncho-pneumonie que la rougeole,
ou la diphtérie, et la plupart des médecins d'enfants
s'accordent à n'attribuer à la coqueluche qu'un cinquième environ des cas de broncho-pneumonie qu'ils
observent.

La broncho-pneumonie secondaire à la coqueluche
est plus fréquente chez les jeunes enfants, et on doit
toujours la redouter chez les enfants âgés de moins de
2 ans. Au-dessus de cet âge, elle devient d'autant plus
rare que l'âge est plus avancé. Elle survient plus souvent dans certains milieux, dans les hôpitaux principalement, et on a relaté des épidémies de coqueluche où
cette complication était la règle.

Rarement elle apparaît dès la période prodromique
de la coqueluche ; elle n'est guère plus fréquente dans
la première semaine des quintes; c'est dans la deuxième
et la troisième semaine de la période quinteuse qu'elle
apparaît d'habitude ; les quintes disparues, l'enfant
peut être considéré comme désormais à l'abri de la
broncho-pneumonie.

Sans faire complètement cesser les quintes, la broncho-
pneumonie les atténue dans une assez large mesure, et
cette atténuation des quintes de la coqueluche paraît
être en rapport direct avec la gravité de la complication pulmonaire. Aucun symptôme spécial, aucune
lésion anatomique spécifique, ne permettent de distinguer la broncho-pneumonie de la coqueluche des complications pulmonaires analogues des autres maladies
infectieuses de l'enfant.

Son début est généralement insidieux, sa marche
lente, subaiguë, bien que ce mode habituel d'évolution

n'exclue pas d'une manière absolue les formes rapides à début brusque. Souvent les lésions se localisent dans un seul poumon, et affectent la forme pseudo-lobaire. La terminaison fatale est fréquente, tout au moins chez les enfants âgés de moins de 2 ans qui succombent presque toujours ; passé cet âge, la broncho-pneumonie coqueluchiale devient de moins en moins grave, bien qu'elle soit toujours une complication fâcheuse et que son apparition doive toujours faire émettre de grandes réserves sur le pronostic de la terminaison de la coqueluche.

—La broncho-pneumonie, qui est une complication si fréquente et si grave de la plupart des infections aiguës de l'enfance, se montre très rarement dans le cours de la *scarlatine ;* aussi n'en parlons-nous que pour opposer son extrème rareté dans la scarlatine à son extrème fréquence dans la rougeole et la diphtérie.

Quelle que soit la rareté relative de la broncho-pneunomie chez l'adulte, en comparaison de sa fréquence dans le jeune âge, il n'en est pas moins évident que certaines maladies aiguës peuvent, à l'âge adulte, favoriser l'éclosion de la pneumonie lobulaire, et parmi ces affections, nous citerons en particulier l'érysipèle, la grippe et la fièvre typhoïde.

GRIPPE. — Depuis fort longtemps on connaît la fréquence des complications thoraciques de la *grippe* et lorsqu'on lit les relations des nombreuses épidémies d'influenza qui ont sévi en Europe dans ces trois derniers siècles on les trouve mentionnées, avec des degrés variables de fréquence et de gravité.

Les dernières épidémies de 1889 et 1891 sont venues confirmer les relations des épidémies antérieures et nous ont montré que les complications broncho-pulmonaires, rares au début de l'épidémie de 1889, avaient acquis à son déclin une fréquence extrème et une gravité exceptionnelle.

La pneumonie franche et la broncho-pneumonie

peuvent survenir à la suite de la grippe, et il est d'autant plus difficile de les séparer l'une de l'autre dans une description, que la broncho-pneumonie grippale affecte souvent la forme pseudo-lobaire dont on connaît les grandes analogies avec la pneumonie lobaire.

Cette confusion de la pneumonie et de la broncho-pneumonie secondaires à la grippe s'explique non seulement par la similitude de leur évolution clinique, mais encore par l'insuffisance du contrôle anatomique dans la plupart des observations qui en ont été rapportées.

Il paraît cependant ressortir de la lecture des mémoires les plus complets publiés sur ce sujet, que la pneumonie franche est une complication plus fréquente de la grippe que la broncho-pneumonie.

La grippe est plus rare chez l'enfant que chez l'adulte, et moins grave dans le jeune âge qu'à un âge plus avancé, aussi la broncho-pneumonie grippale s'observe-t-elle plus souvent chez l'adulte que chez l'enfant.

'Il est rare qu'elle éclate au début de la maladie, ce n'est d'habitude que dans le cours de la seconde semaine, et plus particulièrement du dixième au quinzième jour, que survient la broncho-pneumonie.

Que le malade soit en pleine convalescence, ou bien que les symptômes de la grippe se soient prolongés jusqu'à cette époque, la broncho-pneumonie survient insidieusement, confondant ses symptômes initiaux avec ceux de la grippe; rarement elle éclate brusquement, à grand fracas, à la manière de la pneumonie franche primitivé ou de certaines broncho-pneumonies pseudo-lobaires. Le point de côté, le frisson initial manquent le plus souvent; une dyspnée croissante, une toux pénible, quinteuse, accompagnée d'une expectoration bronchique visqueuse, parfois striée de sang, l'élévation de la température et l'aggravation progressive et rapide de l'état général sont d'habitude les seuls symptômes du début de la broncho-pneumonie grippale.

Lés symptômes dominants sont une *dyspnée* extrême hors de proportion avec les signes physiques toujours très limités et très fugaces, et un état général grave adynamique. Le malade n'a pas le facies animé vultueux des pneumoniques ; son teint est pâle, plombé, et la prostration aboutit rapidement à l'adynamie. L'auscultation ne laisse percevoir que des signes disséminés de bronchite, des râles sous-crépitants, et par places des foyers de râles crépitants et de souffle ; foyers limités, erratiques, fugaces, disséminés des deux côtés, prédominant quelquefois d'un seul côté et, par leur prédominance et leur localisation persistante à l'une des bases, affectant souvent le typé pseudo-lobaire de la broncho-pneumonie.

Parfois, le déplacement continuel des signes stéthoscopiques donne à quelques-unes de ces broncho-pneumonies le caractère des formes dites serpigineuses.

La courbe de la température, loin d'affecter la marche cyclique de la pneumonie franche, est au contraire caractérisée par son extrême irrégularité.

La durée de la broncho-pneumonie grippale est très variable : elle est d'habitude plus ou moins longue, et ce n'est guère que vers le sixième ou plus souvent le dixième ou le douzième jour, que la défervescence apparaît lente, progressive, fréquemment annoncée par des phénomènes critiques.

Des poussées successives prolongent souvent la durée de la maladie, et des rechutes viennent fréquemment retarder sa guérison définitive.

L'évolution est parfois plus rapide, et la mort peut survenir en quelques jours dans l'adynamie et le coma.

A l'autopsie on retrouve des foyers disséminés ou souvent aussi des blocs plus ou moins étendue d'hépatisation très analogues à l'hépatisation de la pneumonie franche, et qui ne sont en réalité que des foyers confluents pseudo-lobaires de la pneumonie lobulaire. Il paraît même probable que nombre de ces broncho-

pneumonies pseudo-lobaires ont souvent été considérées
et décrites comme des pneumonies génuines.

Les microbes qu'on a isolés de ces broncho-pneumonies grippales sont d'ailleurs les agents pneumonigènes
habituels, le pneumocoque et le streptocoque. La fréquence assez grande de la présence de ce dernier organisme, dans les inflammations pulmonaires aiguës consécutives à grippe, nous semble bien encore indiquer
qu'il s'agit souvent dans ces cas de broncho-pneumonies:
leur expression clinique habituelle semble également
confirmer cette opinion.

ÉRYSIPÈLE. — L'*érysipèle* n'est pas une cause fréquente
de pneumonie lobulaire, et ce n'est qu'en 1879 que M. le
professeur *Straus* a démontré l'existence de la broncho-
pneumonie érysipélateuse.

Depuis lors, de nombreuses observations ont démontré
que l'érysipèle de la face pouvait se propager par les
muqueuses nasale, buccale et pharyngienne, au larynx
et aux bronches, et de là gagner le lobule pulmonaire.

Ces broncho-pneumonies érysipélateuses sont presque
toujours secondaires à un érysipèle externe ; pourtant
une observation de MM. Potain et Cuffer a démontré
la possibilité de la marche inverse de l'érysipèle qui
peut débuter par l'alvéole pulmonaire et n'apparaître
que plus tard à l'extérieur affectant alors l'aspect clas-
sique de l'érysipèle de la face. J'ai récemment établi
sur des preuves étiologiques, cliniques, anatomiques et
bactériologiques, la réalité de l'existence de la broncho-
pneumonie érysipélateuse primitive même sans érysipèle externe.

L'évolution clinique de la broncho-pneumonie érysipélateuse ressemble beaucoup à celle de la pneumonie
franche : tantôt, surtout lorsqu'elle est primitive, elle
débute brusquement par un frisson violent et un point
de côté; tantôt, lorsqu'elle survient dans le cours d'un
érysipèle externe, ses symptômes initiaux sont masqués

par les phénomènes généraux auxquels l'érysipèle donne lieu d'habitude.

Les signes physiques démontrent l'existence de plusieurs foyers, ou le plus souvent d'un seul foyer unilatéral d'hépatisation, foyer généralement peu étendu, fixe ou bien au contraire mobile, ambulant, serpigineux. Les phénomènes généraux sont graves; la température très élevée oscille entre 40 et 41°. L'évolution est extrêmement rapide, et la broncho-pneumonie se termine en 3 ou 4 jours par la guérison ou la mort.

Bien que la guérison soit possible, le pronostic est des plus graves, et l'issue de la broncho-pneumonie érysipélateuse est habituellement fatale.

Anatomiquement la broncho-pneumonie érysipélateuse est une pneumonie lobulaire constituée par un foyer le plus souvent unique, très restreint, formé par des noyaux confluents pouvant simuler la forme pseudo-lobaire, mais ce n'est pas là la véritable forme pseudo-lobaire de la broncho-pneumonie. — La suppuration des lobules hépatisés est fréquente et très précoce.

L'examen bactériologique y révèle la présence du streptocoque à l'état de pureté.

De la broncho-pneumonie érysipélateuse nous rapprocherons la *broncho-pneumonie puerpérale* qui, par son évolution clinique et sa cause bactérienne, s'identifie complètement avec elle. Nous dirions que seules les conditions étiologiques diffèrent dans les deux cas, si nous ne savions les rapports intimes qui unissent la fièvre puerpérale à l'érysipèle. — Les manifestations broncho-pulmonaires de la fièvre puerpérale sont d'ailleurs assez rares pour que nous ne croyons pas utile d'y insister davantage.

FIÈVRE TYPHOÏDE. — De nombreuses complications pulmonaires viennent souvent entraver l'évolution normale de la *fièvre typhoïde*. Une seule de ces complications thoraciques de la dothiénentérie doit attirer ici notre attention, la broncho-pneumonie typhoïdique.

La pneumonie initiale ou pneumo-typhoïde, au même titre que la pneumonie lobaire de la période d'état ou de la convalescence, n'ont rien de commun avec la broncho-pneumonie dont les distinguent leur évolution clinique et leurs lésions anatomiques. La pneumonie hypostatique du début ne doit pas entrer non plus dans notre description.

Mais à côté de ces complications pulmonaires qui, pour la plupart, éclatent au début de la dothiénenterie, ou tout au moins à sa période d'état, d'autres toujours beaucoup plus tardives, bien différentes des premières par leur symptomatologie et par leurs lésions, méritent de fixer notre attention, car ce sont là de vraies broncho-pneumonies.

La broncho-pneumonie est, de toutes les complications pulmonaires du typhus abdominal, la plus fréquente, car on l'a notée en moyenne dans 7 à 10 0/0 des cas. Nous devons nous hâter d'ajouter, d'ailleurs, que cette moyenne est très variable, et qu'elle s'élève beaucoup dans certaines épidémies alors que, dans d'autres, la broncho-pneumonie est extrêmement rare. — Elle est plus fréquente chez l'adulte que chez l'enfant ; elle est toujours très grave, quel que soit l'âge du malade.

Elle apparaît, nous l'avons dit, toujours à une époque plus ou moins éloignée du début de la fièvre typhoïde, du 20e ou 40e jour, au moment par conséquent où se fait la défervescence, ou même en pleine convalescence.

Elle survient insidieusement, sans fracas : pas de frisson, pas de point de côté, et c'est le plus souvent la reprise de la fièvre et la gêne respiratoire qui marquent seules son début et provoquent l'examen des poumons.

En même temps que la température s'élève progressivement à 39 ou 40°, la respiration devient plus fréquente, et l'auscultation permet alors de déceler dans les deux poumons des signes de bronchite capillaire, râles sonores et sous-crépitants, plus ou moins généralisés ; parfois on peut noter des foyers d'hépatisation, isolés, disséminés, dont les râles crépitants et le souffle révèlent la présence.

Ces signes d'hépatisation sont assez fréquemment groupés en un seul foyer, massés dans un espace plus restreint ; c'est alors à la forme pseudo-lobaire de la broncho-pneumonie que l'on a affaire, et c'est l'une des manifestations les plus fréquentes de la broncho-pneumonie typhoïdique.

La suppuration des foyers lobulaires d'hépatisation est fréquente ; dans quelques cas, on a même noté le sphacèle de ces foyers. Cette gangrène lobulaire peut n'être décelée qu'à l'autopsie, bien que parfois on ait observé pendant la vie une expectoration purulente, sanieuse, fétide, plus ou moins abondante, avec l'état général adynamique et la prostration propres à la gangrène du poumon. C'est dans ces cas, fort rares d'ailleurs, qu'on a pu observer l'apparition d'un pneumothorax.

La durée de la broncho-pneumonie typhoïdique est de 10 à 12 jours en moyenne ; plus lente dans certains cas, elle affecte alors une allure subaiguë, et peut aboutir à la sclérose du poumon et à la dilatation bronchique. D'autres fois, plus rapide dans son évolution, elle se manifeste alors sous la forme de foyers multiples, disséminés.

Son pronostic est grave et doit sa gravité surtout à l'état d'affaiblissement du sujet qui, au déclin d'une fièvre typhoïde, ne peut souvent subvenir aux frais d'une nouvelle maladie. Chez l'enfant, qui généralement supporte mieux l'infection typhique que l'adulte, la broncho-pneumonie est plus rare et se termine moins souvent par la mort.

VARIOLE. — Les formes graves de la *variole* favorisent souvent l'apparition de la pneumonie lobulaire qui en est la complication la plus fréquente et la plus grave.

Plus fréquente chez l'adulte que chez l'enfant, on la trouve chez le premier dans la moitié des autopsies, tandis qu'on ne la note dans le jeune âge que dans le tiers ou même le quart des cas. Comme dans la plupart des maladies infectieuses aiguës que nous venons de passer en revue, la fréquence de la broncho-pneumonie secondaire à la variole est des plus variables suivant les épidémies, et nous rappellerons ici qu'elle a constitué la complication la plus fréquente et la plus grave de l'épidémie de variole qui a sévi à Paris pendant le siège de 1870-71.

Elle débute en général du 6º au 9º jour, insidieusement, par des symptômes de bronchite qui vont se disséminant et se généralisant progressivement à mesure que la dyspnée s'accroît et domine par son intensité les signes physiques insuffisants à l'expliquer.

L'expectoration muqueuse, puis muco-purulente, est parfois sanguinolente. Quelquefois alors on constate du souffle et de la matité, indices de la présence de lésions d'hépatisation localisées, siégeant souvent à droite, plus souvent encore des 2 côtés, mais prédominant toujours du côté droit.

Au moment où éclate la complication broncho-pulmonaire, l'éruption pustuleuse s'arrête, la température est élevée, la dyspnée considérable, et souvent la mort survient par asphyxie.

Les formes à foyers disséminés sont rares ; plus fréquentes sont les formes latentes où l'affection ne se révèle que par la dyspnée et le collapsus, sans que le plus souvent l'auscultation fournisse aucun indice utile au diagnostic.

L'évolution de la broncho-pneumonie variolique est presque toujours aiguë, rarement subaiguë, et la durée n'excède pas 2 à 3 jours dans les formes graves.

Le pronostic est, on peut le prévoir, toujours grave, et d'autant plus grave que le début est plus précoce.

Nous ne dirons que peu de mots de la broncho-pneumonie qui se montre assez souvent à la période de réaction du *choléra;* la rareté du choléra dans notre pays, et le peu d'importance que l'on doit attribuer à sa complication pulmonaire au double point de vue de l'évolution clinique et de l'aggravation du pronostic, feront comprendre l'inutilité d'une longue description. Sa marche insidieuse et rapide, parfois latente, ne permet guère d'en faire le diagnostic que la veille ou le jour même de la mort; la guérison extrêmement rare est toujours très rapide.

Nous ne citerons que pour en indiquer l'existence, les broncho-pneumonies de la *peste,* du *typhus exanthématique,* du *typhus récurrent,* de la *dysenterie* et du *scorbut* qu'il ne nous est guère donné d'observer en France.

Nous n'avons accordé une si grande importance à la description des broncho-pneumonies consécutives à certaines maladies infectieuses aiguës que parce que la broncho-pneumonie est avant tout une infection secondaire qu'appellent à leur suite des maladies infectieuses *aiguës,* et en première ligne celles qui, par leur fréquence extrême dans le jeune âge, sont au premier titre des maladies de l'enfance.

Il est pourtant certaines affections chroniques qui jouent un rôle important dans la prédisposition à la broncho-pneumonie, et parmi elles nous citerons la *tuberculose* qui seule mérite de fixer notre attention.

Tuberculose pulmonaire. — La *tuberculose pulmonaire chronique* prédispose à la broncho-pneumonie d'une façon évidente, surtout lorsque le tuberculeux se trouve dans certains milieux où la broncho-pneumonie règne à l'état endémique, et beaucoup de petits tuberculeux soignés dans les hôpitaux d'enfants succombent aux atteintes d'une broncho-pneumonie intercurrente qui vient hâter le dénouement fatal.

Beaucoup plus fréquente chez l'enfant que chez l'adulte, la broncho-pneumonie secondaire des tuberculeux peut affecter une marche aiguë ou subaiguë, et n'offre aucun caractère clinique spécial, aucune lésion anatomique qui permette de la différencier des autres broncho-pneumonies secondaires.

Ses lésions et les signes physiques auxquels elles donnent lieu pendant la vie ont leur siège et leurs modalités accoutumées, sans que les lésions tuberculeuses préexistantes paraissent avoir sur elles la moindre influence.

En un mot, la broncho-pneumonie survient chez les tuberculeux au même titre que dans les divers états infectieux aigus que nous venons de mentionner, c'est-à-dire à titre d'infection secondaire : le bacille de la tuberculose et les microbes pneumonigènes agissent chacun pour son propre compte, et nous aurons d'ailleurs à revenir, à propos de la pathogénie de la broncho-pneumonie, sur cette question de la broncho-pneumonie des tuberculeux.

C'est une complication grave de la tuberculose pulmonaire, qui, presque toujours, entraîne la mort des petits malades qu'elle frappe.

— Les *athrepsiques* meurent souvent de broncho-pneumonies latentes que seule, souvent, l'autopsie révèle, et qui se présentent d'habitude sous la forme pseudolobaire.

La *bronchite chronique*, permettant l'introduction et la stagnation dans les bronches des microbes normalement contenus dans les voies aériennes supérieures, se complique également assez fréquemment de broncho-pneumonie.

Enfin, l'entraînement dans les bronches de ces mêmes micro-organismes, par les aliments dont l'introduction dans les voies aériennes est si fréquente chez les aliénés, les paralytiques généraux, explique la fréquence de la mort de ces malades par broncho-pneumonie.

3° *Action prédisposante du milieu*. — Quelle que soit l'importance que l'on doive attribuer à la graine et au terrain dans la prédisposition à la broncho-pneumonie, une part d'autant plus large doit être faite aux influences extérieures que le plus souvent elles régissent les premières et les dominent.

Nous avons dit plus haut que les agents de la broncho-pneumonie, si souvent les hôtes de notre organisme sain, ne devenaient pathogènes que lorsqu'ils parvenaient aux poumons en nombre suffisant et doués d'une grande virulence. Or, nous savons quelle influence exercent les saisons et le milieu des salles d'hôpital, par exemple, sur la pullulation exagérée de ces microbes et sur l'exaltation de leur virulence.

Nous avons vu, de même, que la broncho-pneumomie est favorisée par certains états antérieurs du sujet, et que, fréquente à la suite de la rougeole, de la diphtérie, elle est plus rare à la suite de la fièvre typhoïde, de la variole, et qu'on ne la voit presque jamais dans la scarlatine, les oreillons et tant d'autres maladies aiguës même de l'enfant.

Mais nous savons de plus combien sa fréquence même dans ces divers états, est influencée par les conditions où se trouve placé le malade, et l'expérience nous enseigne que cette fréquence, réduite à son minimum dans certaines saisons et lorsque le malade est isolé, est, au contraire, portée à un degré extrême dans d'autres saisons et dans les salles des hôpitaux d'enfants.

On voit par là quelle influence prépondérante exerce le milieu sur la prédisposition à la broncho-pneumonie et quelle part on doit lui attribuer dans l'étude des causes qui favorisent l'éclosion de cette maladie.

La variabilité de la fréquence de la broncho-pneumonie suivant les *saisons* a depuis longtemps fait invoquer leur influence sur sa fréquence aussi bien que sur sa gravité. On la voit, dans les services d'hôpitaux d'enfants, frappant la plupart des petits malades pendant les saisons froides et humides, en hiver, en automne et parfois aussi au printemps, alors qu'on l'observe rarement en été. L'influence saisonnière a été diversement interprétée, et tandis que les uns accordaient aux saisons une influence directe sur la détermination de la broncho-pneumonie, d'autres ne voulaient leur attribuer qu'une influence indirecte, et la broncho-pneumonie ne serait plus fréquente dans les saisons froides et humides que parce que la plupart des maladies qui s'en compliquent le plus communément comme la rougeole, la diphtérie, sont elles-mêmes plus fréquentes à ces époques de l'année. Ces deux opinions sont également fondées et l'étude de la pathogénie des broncho-pneumonies nous apprendra que si le froid peut amener une recrudescence de la rougeole et de la diphtérie, ces deux causes s'unissent pour exalter la virulence des microbes de la broncho-pneumonie et déterminer ainsi l'éclosion de cette maladie. On comprend ainsi comment la broncho-pneumonie est épidémique et comment elle peut se montrer extrêmement fréquente dans certaines épidémies de rougeole, de diphtérie, de grippe, de fièvre typhoïde, alors qu'elle apparaît plus rarement dans d'autres.

Le rôle de l'*encombrement* dont, depuis longtemps, on admet l'importance dans la dissémination de la broncho-pneumonie, était attribué jadis à la viciation de l'air; les recherches les plus récentes ont confirmé et précisé l'opinion des premiers observateurs; seule l'interprétation des faits a changé, et la *contagion* seule peut expliquer le rôle de l'encombrement dans l'étiologie de la pneumonie lobulaire.

Nous en arrivons ainsi à discuter ici les deux modes de propagation des maladies infectieuses : l'épidémicité et la contagion qui, nous allons le voir, favorisent, dans une large mesure, l'éclosion de la broncho-pneumonie et sa dissémination.

Il est depuis longtemps prouvé que la *broncho-pneumonie est épidémique;* des relations d'épidémies en ont été faites par nombre d'hygiénistes, et nous ne ferons que rappeler l'épidémie de Londres relatée par Sydenham, et celles rapportées par Huxham, par Crivelli, par Lepeq de la Clôture, au siècle dernier. Plus près de nous, en 1840-41, une épidémie semblable a régné à Nantes; en 1870, la population de Paris, pendant le siège, a été décimée par la broncho-pneumonie qui a causé la mort de la plupart des varioleux et des morbilleux.

Pendant l'hiver de 1886-87, une épidémie grave de broncho-pneumonie a éclaté à Paris; dans ces deux dernières années enfin, on sait combien cette affection a causé de décès, surtout parmi les grippés. Voilà plus d'exemples qu'il n'en faut pour montrer à l'évidence que la broncho-pneumonie est épidémique, et nous ne pensons d'ailleurs pas que ce fait soit actuellement mis en doute par aucun hygiéniste.

Mais si l'épidémicité de la broncho-pneumonie est actuellement hors de contestation, nous n'en dirons pas autant de sa contagion, et pourtant l'observation de chaque jour nous montre d'une façon non moins évidente que la *broncho-pneumonie est contagieuse*. Il suffit, en effet, pour s'en convaincre, d'observer ce qui se passe dans les hôpitaux d'enfants; on verra alors près de 40 0/0 des petits morbilleux admis au pavillon d'isolement de la rougeole, mourir de broncho-pneumonie, alors que de semblables malades, soignés chez eux, échappent le plus souvent à cette complication. J'ai, pour ma part, à l'hôpital des enfants malades, observé le fait suivant : les malades soignés au pavillon d'isolement de la diphtérie étaient indemnes de toute complication pulmonaire, lorsqu'on fut obligé d'y admettre des morbilleux sortant du pavillon d'isolement de la rougeole et atteints de broncho-pneumonie et de diphtérie secondaires, à dater de ce jour la broncho-pneumonie survint chez les petits diphtériques en traitement et n'épargna presque aucun des enfants qui avaient subi l'opération de la trachéotomie.

J'ai observé un fait analogue pendant l'épidémie de 1889-90, alors que j'avais l'honneur d'être interne dans le service de M. le professeur Brouardel : il y avait dans le service 7 typhoïdiques convalescents lorsque survint un grand nombre de grippés dont quelques-uns atteints de broncho-pneumonie secondaire. Sur ces 7 malades, 5 moururent de broncho-pneumonie dans les quelques jours qui suivirent. Sur ces entrefaites, un malade atteint de fièvre typhoïde au huitième jour, sans complication pulmonaire le jour de son entrée, fut admis dans la même salle et couché dans un lit où venait de succomber un malade atteint de broncho-pneumonie grippale ; ce malade succomba 6 jours après son entrée, à une broncho-pneumonie constatée à l'autopsie.

La broncho-pneumonie est donc bien réellement contagieuse, et nous n'avons pas besoin de rappeler les cas de contagion si nets rapportés par M. le professeur Grancher. Aussi est-on surpris de voir Rilliet et Barthez douter de la réalité de cette contagion tout en la démontrant par des faits tels que des épidémies survenant dans une famille, ou d'autres éclatant à la suite de l'admission d'une broncho-pneumonie dans une salle de morbilleux où cette complication était alors inconnue.

De plus, tous ces exemples d'observation quotidienne, surtout dans les hôpitaux d'enfants, nous montrent qu'une broncho-pneumonie consécutive à une affection déterminée (rougeole, grippe, par exemple) peut occasionner, par contagion, l'apparition d'une broncho-pneumonie chez des malades atteints d'affections toutes différentes (diphtérie, fièvre typhoïde...).

D'ailleurs, l'étude de la prophylaxie de la broncho-pneumonie, en nous montrant les heureux résultats obtenus par l'isolement et l'antisepsie, démontrera, mieux que tout autre exemple, la part qu'il convient d'attribuer à la contagion dans la dissémination de cette maladie.

CHAPITRE VI

PATHOGÉNIE

Sommaire. — Les microbes pathogènes de la broncho-pneumonie sont toujours les mêmes, que la broncho-pneumonie soit primitive ou secondaire, et, dans ce dernier cas, quelle que soit la maladie qui l'a précédée.

Les microbes pathogènes viennent de notre organisme même où ils existent à l'état normal, ou bien du milieu où nous vivons.

L'infection est due soit à l'auto-infection, soit à la contagion qui peut être immédiate (contact direct d'objets souillés par les crachats ou le mucus nasal des malades) ou médiate (par l'intermédiaire de l'atmosphère souillée par ces mêmes objets).

Explication de l'épidémicité et de la contagion de la broncho-pneumonie.

Mode d'invasion des microbes pathogènes de la broncho-pneumonie : ils se propagent toujours par les voies aériennes : pathogénie des lésions inflammatoires.

Pathogénie des lésions mécaniques : l'atélectasie, l'emphysème.

Nous avons dû nous contenter, jusqu'à présent, d'exposer les faits que nous enseignent l'observation clinique et l'étude anatomique : nous devons maintenant en chercher l'explication, déterminer la nature de la broncho-pneumonie, fixer la place qui lui revient dans le cadre nosologique, et montrer le mode d'action des agents qui la déterminent et des causes qui s'opposent à son éclosion.

L'étude minutieuse des manifestations cliniques de la broncho-pneumonie, de ses lésions anatomiques et des circonstances multiples qui la provoquent nous facilitent singulièrement notre tâche, et l'explication théorique des faits d'observation découle tout naturellement de l'exposé que nous en avons fait.

L'étude anatomique des lésions de la broncho-pneumonie nous a montré qu'il s'agissait là d'un processus
inflammatoire aigu des bronchioles et des alvéoles pulmonaires, toujours identique à lui-même, toujours
invariable dans ses grandes lignes, ne variant que
dans son extension, son intensité et sa rapidité que
régissaient elles-mêmes et le terrain sur lequel il évoluait
et les circonstances au milieu desquelles il apparaissait.

L'étude clinique confirmant l'unité des lésions, nous
a montré l'unité du syndrôme clinique de la broncho-
pneumonie, unité moins frappante que celle des lésions
anatomiques, car ici les circonstances qui ont provoqué
l'apparition de la maladie, l'âge, l'état antérieur du
malade et le milieu où il se trouve, font plus profondément sentir leur puissante influence. Mais nous savons
comment se manifeste l'influence de ces diverses conditions étiologiques sur l'expression clinique de la
broncho-pneumonie, et cette notion nous la fait aisément reconnaître sous les formes diverses qu'elle
revêt.

Cette variabilité du tableau clinique ne nous autorise
d'ailleurs pas à mettre en doute l'unité de la maladie
qui nous occupe, car la pathologie nous montre à
chaque pas des variations analogues de maladies dont
l'unité nosologique ne saurait être contestée.

L'étude étiologique enfin nous a présenté la broncho-
pneumonie comme une affection rarement primitive,
réclamant d'habitude un concours de circonstances
extrinsèques capables de favoriser son éclosion ; cette
étude, en d'autres termes, nous a opposé l'unité des
causes déterminantes à la pluralité des causes prédisposantes.

De toute cette étude, en un mot, nous avons pu
dégager cette notion que la broncho-pneumonie nous
présente l'un des types les plus parfaits qui existent de

ce que la pathologie générale actuelle nous a appris à
connaître sous le nom d'*infections secondaires*.

Une dans ses lésions et ses symptômes, une dans sa
cause primordiale, elle survient le plus souvent à titre
d'infection surajoutée, dans le cours d'affections variées
qui, tout en facilitant son éclosion, modifient le terrain
et apportent au processus anatomique de ses lésions
et à l'expression clinique de ses symptômes des modifications de détail au milieu desquelles il est toujours
possible de déceler son type nosologique.

Jadis considérée comme une manifestation pulmonaire des maladies si nombreuses qu'elle compliquait;
la broncho-pneumonie n'existait pas à proprement
parler : il n'y avait pas *une broncho-pneumonie,* mais
des broncho-pneumonies aussi nombreuses et aussi différentes que les conditions étiologiques qui la provoquaient.

L'observation plus minutieuse des faits la dégageant
de tout ce qui la masquait, la montra toujours identique dans son essence sous les formes en apparence si
diverses qu'elle pouvait revêtir, et la bactériologie n'a
pas la moindre part dans l'individualisation de la
broncho-pneumonie.

Quels sont les modes d'invasion, d'action et de propagation des microbes ? — Telles sont maintenant les
questions que l'étude pathogénique de la broncho-
pneumonie doit s'efforcer de résoudre.

Nous avons vu plus haut comment nous portions en
nous la cause même de l'infection, et nous avons montré
que des recherches récentes fréquemment répétées
avaient établi la présence fréquente dans la bouche et
les premières voies aériennes des sujets sains, des
organismes pathogènes de la broncho-pneumonie. C'est
là une cause fréquente d'infection, et c'est à ce genre
d'infection dont la notion est toute récente qu'on a
réservé la dénomination d'*auto-infections*.

Mais ce n'est pas seulement en nous que nous portons

la cause de l'infection, nous la rencontrons encore en
dehors de nous, dans l'air qui nous entoure. Bien qu'en
effet l'air ne renferme pas habituellement d'organismes
pathogènes, il est actuellement prouvé que dans certaines conditions bien déterminées, il peut les tenir en
suspension, et les recherches récentes ont mis leur
présence en évidence dans l'air des salles d'hôpital. Or,
ces microbes ne proviennent évidemment pas de l'air
expiré par les pneumoniques, car les expériences bien
connues de MM. Straus et Wurtz ont démontré d'une
façon définitive l'asepsie presque absolue de l'air
expiré. — Mais ces bactéries peuvent du moins se
trouver en suspension dans l'air à la suite de la dessicca-
tion des crachats, du mucus bronchique ou nasal, des
exsudats érysipélateux de la face, etc… Aussi la contagion
peut-elle se faire soit immédiatement par le contact
direct d'objets souillés par les crachats ou le mucus
nasal des malades, soit médiatement par l'intermédiaire
de l'atmosphère souillée par ces mêmes objets.

C'est à ce mode d'infection dont la cause est extérieure
à nous que nous réservons la dénomination d'*hétéro-
infection* pour l'opposer à l'*auto-infection* dont notre
organisme porte la cause en lui.

Ces deux modes d'infection nous expliquent la *contagion* de la broncho-pneumonie et son *endémicité* dans
la plupart des salles de nos hôpitaux d'enfants, et nous
verrons les précieuses indications que ces notions nous
fournissent pour la prophylaxie de la broncho-pneumonie et les heureux résultats qu'on en a pu tirer.

Nous avons vu précédemment comment ces bactéries,
dans les conditions habituelles de notre organisme
normal, ou bien hors de certaines influences cosmiques
susceptibles d'exalter leur virulence se trouvaient d'ordinaire dépourvues de la virulence suffisante pour
produire une action nocive, et comment, dans de telles
conditions, leur introduction dans les poumons n'était
suivie d'aucun effet pathologique.

Il y a plus, et nous trouvons normalement dans notre organisme de nombreuses conditions d'ordre mécanique chimique ou physiologique, qui s'opposent à la pénétration de ces microbes même virulents jusqu'aux bronchioles pulmonaires et à leur pullulation dans ce milieu s'ils parviennent à s'y introduire.

L'air en effet, même chargé de microbes, traverse, avant d'arriver à l'alvéole, des conduits ramifiés à l'infini, de calibre de plus en plus étroit, lubrifiés par la sécrétion de mucus rejeté par expectoration : autant de conditions mécaniques arrêtant au passage les bactéries transportées par l'air. Sans compter les cils vibratiles des cellules épithéliales de la trachée et des bronches, dont l'action expulsive bien connue pour les poussières doit également s'exercer sur les microbes déposés à leur surface.

Ces microbes, malgré ces causes qui s'opposent à leur pénétration dans les voies aériennes, parviennent-ils à gagner l'alvéole, ils s'y trouvent dans des conditions chimiques et physiologiques telles qu'ils ne peuvent y pulluler. La réaction acide du parenchyme pulmonaire est en effet rien moins que favorable à leur développement. On doit enfin tenir grand compte de l'action phagocytique exercée sur les microbes introduits dans les poumons, par les cellules mêmes de l'endothélium alvéolaire, cette action phagocytique serait même, pour nombre d'auteurs, un puissant moyen de protection de l'organisme contre l'infection par la voie pulmonaire.

Mais si ces moyens naturels de protection de notre organisme contre l'invasion microbienne viennent à faire défaut, et si, d'autre part, les microbes qui sont les parasites fréquents de nos premières voies aériennes ou qui, venus du dehors et pénétrant jusqu'à l'alvéole pulmonaire, se trouvent en grand nombre et doués d'une virulence exagérée, on comprend que dans de semblables conditions l'infection se produise.

En un mot, l'exaltation de la virulence de l'agent

pathogène d'une part, et d'autre part les conditions
multiples qui lui livrent un terrain propice à sa pullulation, c'est-à-dire qui mettent notre organisme en *état
de réceptivité*, d'*opportunité morbide :* telles sont les
conditions nécessaires à la détermination de l'infection.

Nous avons déjà dit un mot de quelques-unes de ces
conditions favorables à l'infection, de celles qui tiennent
à la quantité et à la qualité de l'agent pathogène. Il
nous reste à dire quelques mots du mode d'action des
causes qui mettent notre organisme en état de réceptivité : nous y insisterons d'ailleurs d'autant moins que
nous ne pouvons faire que des hypothèses et que les
explications que nous en donnons ne reposent que sur
des données discutables et insuffisamment démontrées.

Il semble que, parfois, certaines conditions extérieures, météorologiques, indéterminées d'ailleurs,
puissent diminuer l'efficacité des moyens de protection
que notre organisme possède contre les microbes
pathogènes, en même temps qu'elles exaltent la virulence de ces derniers ; ainsi peut-on s'expliquer les
broncho-pneumonies primitives.

Quant à la classe beaucoup plus nombreuse et bien
plus fréquemment observée des broncho-pneumonies
secondaires, il semble que les différentes maladies qui
s'en suivent le plus souvent et parmi lesquelles la rougeole et la diphtérie occupent sans contredit le premier
rang, créent dans l'organisme des conditions particulièrement favorables à l'infection broncho-pneumonique. Peut-être alors, pour l'expliquer, doit-on invoquer localement des congestions pulmonaires simples,
produites directement ou indirectement (par l'intermédiaire du système nerveux), par l'agent connu (diphtérie) ou inconnu (rougeole) de l'infection primitive.
Peut-être également l'élévation de la température, les
modifications des humeurs, des sécrétions bronchiques,
dues à ce même agent de la maladie initiale, créent-elles
aux bactéries pathogènes de la broncho-pneumonie un

terrain favorable à leur développement et à l'exaltation de leur virulence. Et, en effet, les recherches récentes de MM. *Méry* et *Boulloche* ont démontré l'exaltation de la virulence des microbes de la cavité bucco-pharyngienne chez les morbilleux ; le même fait avait déjà été démontré pour les streptocoques que renferme la fausse membrane diphtérique.

En tous cas, si réelle que soit l'efficacité des conditions de réceptivité de l'organisme dans la prédisposition à la broncho-pneumonie, nous n'hésitons pas à accorder le rôle prépondérant au microbe. En effet, s'il est bien évident que certaines affections, en particulier la rougeole, se compliquent plus fréquemment que d'autres de broncho-pneumonie, il n'en reste pas moins bien établi que cette complication si fréquente dans nos hôpitaux d'enfants, est presque exceptionnelle chez les petits malades soignés chez eux et placés dans de bonnes conditions d'hygiène. C'est là la principale raison qui nous fait accorder à la contagion le rôle prépondérant dans la propagation de la broncho-pneumonie, et qui, dans la pathogénie de cette affection, nous fait subordonner le rôle du terrain à celui de l'agent pathogène.

Tout ce que nous venons de dire sur la pathogénie de l'infection broncho-pneumonique nous dispense d'insister longuement sur les voies par lesquelles elle se fait. De ce qui précède, en effet, ressort clairement que *les agents pathogènes de la broncho-pneumonie se propagent dans tous les cas par les voies aériennes*, par lesquelles ils se rendent directement à l'alvéole pulmonaire.

Les bronches revêtues d'un épithélium muni de cils vibratiles dont l'action protectrice paraît être plus efficace sont indemnes de toute lésion profonde. Les lésions sont, au contraire, très marquées sur les bronchioles que revêt un épithélium cylindrique qui semble les protéger moins bien contre l'invasion microbienne. Ces lésions. des bronchioles une fois produites, les lésions alvéolaires s'en suivent à brève échéance, et pendant que les microbes pénètrent dans là continuité des voies aériennes, ils s'insinuent de proche en proche dans la profondeur des tissus, déterminant après la bronchite et l'alvéolite, la péribronchite, la périartérite et gagnant. ainsi les voies lymphatiques si riches dans le parenchyme pulmonaire.

Ces lésions lymphatiques plus ou moins tardives, toujours secondaires, marquent le début de la généralisation de l'infection, car c'est par la voie lymphatique que l'infection lobulaire, localisée à son début, se généralise ultérieurement à l'organisme. On peut suivre au microscope cette marche des agents pathogènes, leur progression dans les tissus, et lorsque, dans les cas infectieux, on décèlera leur présence dans les vaisseaux sanguins de l'organisme, la lymphangite montrera que c'est toujours par la voie lymphatique que, parti de son foyer d'origine, le microbe a fini par envahir l'organisme entier : l'intensité des lésions lymphatiques et l'intégrité relative des vaisseaux sanguins en font foi.

Cette généralisation de l'infection, primitivement localisée au lobule pulmonaire, est loin d'être constante : elle est dé règle chez l'adulte: elle est au contraire beaucoup plus rare chez l'enfant. La clinique confirme d'ailleurs en tous points les enseignements de l'anatomie pathologique en nous montrant que les formes aiguës, hyperthermiques, infectieuses sont l'apanage des malades qui ont atteint l'âge moyen de la vie, — alors que la broncho-pneumonie se présente dans le jeune âge avec des allures subaiguës, et une température moins élevée. La broncho-pneumonie, toujours grave, semble, en d'autres termes, être redevable de son extrême gravité à deux causes bien différentes : à l'infection chez l'adulte, à l'asphyxie chez l'enfant; c'est précisément aux lésions mécaniques accessoires que la broncho-pneumonie doit sa gravité chez celui-ci, et les microbes n'interviennent en aucune façon dans la production de ces lésions.

Si les lésions inflammatoires trouvent une explication facile dans les microbes que la technique bactériologique y décèle, il n'en peut être de même pour les lésions d'atélectasie et d'emphysème où leur absence est de règle.

L'anatomie pathologique nous avait déjà montré les différences fondamentales qui distinguaient les deux ordres de lésions des processus inflammatoires : l'étude bactériologique confirme les données de l'histologie en nous révélant l'absence des microbes au niveau des régions affaissées, atélectasiées, ou dans les lobules distendus par l'emphysème.

C'est qu'il s'agit là bien réellement en effet de lésions d'ordre purement mécanique dans la pathogénie desquelles tous les auteurs se refusent actuellement à faire intervenir l'inflammation.

La production de l'*atélectasie* est favorisée par l'étroitesse des conduits bronchiques, et, de fait, cette lésion ne se retrouve guère que dans les broncho-pneumonies de l'enfant. Il s'agit alors d'une oblitération mécanique des bronches par l'exsudat fibrineux ou muco-purulent provenant des parties hépatisées. Cet exsudat, incomplètement rejeté par l'expiration et les efforts de toux, serait refoulé, au moment de l'inspiration, dans les bronches voisines indemnes de lésions inflammatoires, et dont le calibre de plus en plus rétréci favorise l'oblitération. Tout effort d'expiration déplace ce bouchon muco-purulent et permet l'issue de l'air hors des alvéoles que commande la bronche ainsi oblitérée ; tandis que l'inspiration le refoule, sans permettre la rentrée de l'air ; on comprend comment de cette façon les alvéoles se vident progressivement d'air, et comment le territoire ainsi privé d'air finit par s'affaisser.

Comme l'atélectasie, l'*emphysème* est une lésion d'origine mécanique dont l'étendue et le degré sont liés à

l'étendue des lésions inflammatoires et de l'atélectasie,
ou, en un mot, à l'étendue du territoire pulmonaire où
les lésions interdisent l'accès de l'air inspiré.

L'emphysème semble en effet résulter de ce qu'à
chaque inspiration la pression négative qui existe à
l'intérieur de la cavité pleurale étant la même, la quantité d'air qui pénètre dans les voies respiratoires est
presque également la même, ou tout au moins sa diminution consécutive à la diminution de l'amplitude des
mouvements du thorax est peu considérable. Or, le
champ respiratoire étant plus ou moins rétréci par
le fait de l'hépatisation et de l'affaissement d'une portion plus ou moins étendue du parenchyme pulmonaire,
les lobules restés sains sont distendus par l'air qui
y pénètre sous une pression désormais supérieure à la
pression normale : l'emphysème se produirait alors
pour rétablir la proportion constante qui doit physique-
ment exister entre la pression de l'air inspiré et le
volume qu'il occupe.

Cette interprétation de l'emphysème pourrait expliquer sa dissémination à la presque totalité du parenchyme
pulmonaire épargnée par l'hépatisation et l'atélectasie.
On ne doit pourtant lui attribuer que la valeur d'une
hypothèse que rien jusqu'à présent n'a démontrée d'une
façon rigoureuse et indiscutable.

CHAPITRE VII

NATURE DE LA BRONCHO-PNEUMONIE

Sommaire. — Conception actuelle de la broncho-pneumonie.
Revision de ses principaux caractères anatomiques et cliniques.
Broncho-pneumonie et pneumonie franche : caractères anatomiques et cliniques qui les rapprochent ou les différencient.
Il est impossible de les identifier l'une à l'autre. Différences
profondes qui distinguent la pneumonie lobulaire à foyers
disséminés de la pneumonie lobaire.
La bronchite capillaire et la forme pseudo-lobaire de la
broncho-pneumonie se rapprochent beaucoup de la pneu-
monie lobaire, surtout dans ses formes secondaires.
Comment on peut concevoir les relations de ces différents
processus entre eux.
Broncho-pneumonie et tuberculose.
L'unité de la phtisie et la broncho-pneumonie caséeuse.
Tentatives récentes d'identification entre la tuberculose pulmonaire et la broncho-pneumonie.
Ce sont deux affections toujours anatomiquement distinctes,
mais qu'il est souvent difficile de diagnostiquer cliniquement.
Elles coexistent souvent : infection mixte tuberculeuse et
broncho-pneumonique.
La broncho-pneumonie peut précéder la tuberculose et en
favoriser l'apparition.
La tuberculose précède la broncho-pneumonie beaucoup
plus qu'elle ne la suit. Interprétation actuelle de la caséification de la broncho-pneumonie.

Arrivés au terme de cette étude, nous pouvons jeter
un coup d'œil en arrière, envisager d'ensemble la
broncho-pneumonie, lui assigner dans le cadre nosologique la place qui lui revient, étudier les caractères
qui la rapprochent ou l'éloignent des autres processus

inflammatoires aigus, subaigus ou chroniques de l'appareil respiratoire.

On a pendant longtemps, et de nos jours encore, nié que la broncho-pneumonie méritât une place à part au milieu de ces affections.

Depuis près d'un siècle différenciée de la pneumonie franche, des tentatives encore récentes n'ont pu faire un nouveau rapprochement des deux processus inflammatoires du poumon que la clinique et l'anatomie pathologique s'accordaient trop évidemment à séparer l'un de l'autre.

On ne l'a plus dès lors envisagée que comme un processus inflammatoire banal, dépourvu de toute spécificité, sorte de manifestation pulmonaire commune à des affections nombreuses et variées, variant elle-même comme ses causes; et si quelques efforts ont été faits en vue de la dégager de toutes les conditions qui entouraient ses origines et masquaient sa véritable nature, ce fut pour la rattacher à la tuberculose avec laquelle on n'hésita pas à l'identifier.

Ces controverses ont heureusement excité la curiosité des pathologistes et provoqué des recherches nombreuses dont nous avons dégagé l'étude qui précède et qui nous permettent d'envisager actuellement la broncho-pneumonie comme un processus spécial, comme une maladie qui mérite une place à part dans la pathologie humaine et ne doit pas plus être confondue avec la tuberculose qu'elle ne l'était jadis avec la pneumonie franche, ou que la tuberculose elle-même ne l'était avec cette dernière affection.

La broncho-pneumonie varie beaucoup, il est vrai, dans ses manifestations cliniques, mais cette variabilité même est l'un de ses caractères principaux, et nous en connaissons la cause essentielle qui réside dans la multiplicité des conditions qui la provoquent.

La broncho-pneumonie est presque toujours secondaire; elle survient dans le cours d'affections très diverses : et c'est là précisément ce qui modifie ses allures.

Cela n'est d'ailleurs pas un caractère spécial à la broncho-pneumonie, et la pathologie humaine nous fournit des exemples plus frappants encore des modifications apportées à l'évolution normale d'une maladie par les conditions dans lesquelles elle se montre.

Prenons un exemple dans la pathologie pulmonaire, et considérons la pneumonie franche dont aujourd'hui la spécificité n'est mise en doute par personne. Il est certes peu de maladies dont l'évolution soit aussi constante, aussi caractéristique ; c'est le type des affections cycliques.

Et pourtant Grisolle ne disait-il pas qu'il n'y a pas une pneumonie, mais des pneumoniques ? Ne voyons nous pas chaque jour le cycle de la pneumonie se modifier au point de la rendre presque méconnaissable ? Quel abîme ne semble pas séparer la pneumonie franche lobaire aiguë primitive de l'adulte, de certaines pneumonies du vieillard, et plus encore des pneumonies lobaires qui surviennent dans le cours de la fièvre typhoïde, de la grippe ! Et pourtant, c'est bien là une seule et même maladie, dont l'anatomie pathologique et la bactériologie nous affirment l'unité, mais qui, suivant le terrain sur lequel elle évolue, peut subir des modifications profondes en apparence, mais qui ne nous suffisent pas pour nous permettre de mettre en doute sa spécificité.

Les conditions qui modifient l'aspect clinique d'une maladie peuvent même nous échapper sans que pour cela nous puissions douter de sa spécificité : nous ignorons pourquoi la tuberculose peut évoluer sous les aspects cliniques de la granulie, de la pneumonie caséeuse, ou de la phtisie chronique, et nous savons pourtant bien que ce ne sont là que des manifestations diverses de l'infection due au bacille de Koch.

On ne saurait donc voir dans la variabilité des mani-

festations cliniques de la broncho-pneumonie une raison
qui suffise à lui faire refuser une place à part dans le
cadre des phlegmasies de l'appareil respiratoire ; si le
déterminisme de ces variations nous échappe, nous
connaissons les conditions qui les provoquent, et nous
savons comment elles les influencent.

L'étude des lésions, des modes cliniques d'évolution,
des conditions étiologiques et des causes de la broncho-
pneumonie nous montre d'ailleurs surabondamment
qu'il s'agit bien là d'une affection spéciale et bien
déterminée.

Anatomiquement, les mêmes lésions la constituent
dans tous les cas : la bronchite puis l'alvéolite et, avec
ces lésions inflammatoires, les lésions mécaniques d'atélectasie et d'emphysème qu'elles entraînent dans certaines conditions connues, sont les lésions caractéristiques de la broncho-pneumonie.

Elles semblent suppurer plus souvent lorsqu'elles
surviennent dans le cours de la rougeole, s'accompagner
d'hémorrhagies plus fréquentes et plus abondantes
dans la diphtérie ; nous en avons indiqué la cause dans
ce dernier cas, et bien que la cause de la suppuration
plus fréquente des broncho-pneumonies morbilleuses
nous échappe, l'état actuel de nos connaissances bactériologiques ne rend pas invraisemblable l'hypothèse du
rôle que peut jouer la rougeole dans cette suppuration,
et nous savons combien sont étendues et variées les
influences réciproques qu'exercent l'une sur l'autre les
infections diverses lorsqu'elles se combinent.

En d'autres termes, le processus histologique des
lésions de la broncho-pneumonie, identique dans son
essence, peut, du fait même des conditions dans lesquelles il survient et du terrain sur lequel il évolue,
subir des modifications dans son évolution, de la même
manière qu'il modifie à son tour l'évolution de la
maladie dans le cours de laquelle il apparaît.

Au point de vue clinique, la multiplicité des formes

de la broncho-pneumonie s'explique suffisamment par la variabilité de la répartition de ses lésions, de l'âge des malades et des conditions étiologiques où elle apparaît, pour que l'on soit formellement autorisé à ne les considérer que comme des modalités d'un même processus dont on peut constater toutes les variétés intermédiaires. Nous avons, plus haut, suffisamment insisté sur les modifications qu'apportent au tableau clinique de la broncho-peumonie la répartition anatomique des lésions et les conditions multiples où elle survient; nous avons montré, par des exemples, que c'était un fait banal en pathologie humaine et plus spécialement en pathologie pulmonaire. Nous n'y insisterons donc pas plus longuement.

Mais nous voulons attirer l'attention sur un fait étiologique dont l'importance ne saurait échapper et qui démontre l'unité de la broncho-pneumonie. Nous voulons parler de la contagion de la pneumonie lobulaire et de la détermination de cette complication chez certains malades en contact avec d'autres malades qui en sont atteints, et dont l'affection primordiale n'a aucun rapport avec celle des malades qu'ils contaminent. Il est très fréquent, en effet, de voir dans les hôpitaux d'enfants des petits morbilleux atteints de broncho-pneumonie et de diphtérie secondaires, être transférés dans les salles d'isolement des diphtériques et y transmettre aux diphtériques en traitement la complication pulmonaire dont ils sont atteints. C'est ainsi que la broncho-pneumonie grippale peut se transmettre aux typhoïdiques, et l'on pourrait multiplier à foison les exemples de transmission d'une bronchopneumonie secondaire à une maladie déterminée, à un malade atteint d'une affection toute différente. En d'autres termes, la complication pulmonaire se transmet d'un malade à un autre, tout en restant toujours identique dans ses lésions anatomiques et ses causes microbiennes, mais subissant, dans l'évolution de ses lésions

et dans ses manifestations cliniques, les modifications
multiples que peut lui apporter le nouveau terrain sur
lequel elle évolue.

Il y a là une preuve indiscutable de l'unité de la
broncho-pneumonie, et devant de tels faits, on ne peut
considérer la pneumonie lobulaire que comme une
infection secondaire, une complication d'infections
multiples et variées agissant comme causes prédisposantes, et non comme une détermination pulmonaire de
ces infections primitives, spéciale à chacune d'elles.

L'étude pathogénique encore récente des broncho-
pneumonies le démontre, car nous savons actuellement
que les mêmes agents pathogènes en sont toujours la
cause, quelles que soient les conditions dans lesquelles
elle apparaît et les affections qui en ont favorisé
l'éclosion.

On voit en résumé que ce qui précède justifie la définition que nous avions dès le début donnée de la broncho-
pneumonie, et qu'actuellement on doit appliquer cette
dénomination à une *inflammation spécifique aiguë ou
subaiguë, primitive ou plus souvent secondaire, partielle
ou diffuse des bronchioles capillaires et des lobules qui
en dépendent, provoquée par l'apport, dans ces dernières
voies aériennes, d'espèces microbiennes bien déterminées,
et pouvant se manifester épidémiquement et se transmettre
par contagion.*

Broncho-pneumonie et pneumonie franche. — Notre
étude de la broncho-pneumonie ne peut pourtant s'en
tenir là ; elle serait incomplète si nous n'envisagions
les rapports qu'elle affecte, et les relations qu'elle peut
avoir avec deux processus inflammatoires du poumon
et des bronches dont on l'a souvent rapprochée, avec
lesquels on s'est même efforcé de l'identifier : nous
voulons parler de la pneumonie lobaire et de la tuberculose pulmonaire.

Aucune raison anatomique ou clinique ne peut militer
en faveur d'un tel rapprochement entre la broncho-

pneumonie et la pneumonie franche, si l'on n'envisage que les exemples les plus typiques de ces deux affections : la pneumonie lobulaire à foyers disséminés, et la pneumonie franche lobaire aiguë de l'adulte.

Mais entre ces deux types extrêmes, il y a place pour des types intermédiaires, mixtes, sortes de formes bâtardes, comme on l'a dit, semblant former entre eux une sorte de gradation insensible, et permettre le passage de l'un à l'autre, sans qu'aucun caractère essentiel paraisse autoriser à faire rentrer ces types intermédiaires dans le cadre de la pneumonie lobaire plutôt que dans celui de la pneumonie lobulaire.

Cela n'avait d'ailleurs pas échappé aux premiers observateurs, puisque *Barrier* considérait la forme pseudo-lobaire de la pneumonie lobulaire comme une forme de transition entre celle-ci et la pneumonie franche.

Entre la forme lobulaire disséminée de la broncho-pneumonie et la pneumonie franche lobaire aiguë de l'adulte, il n'y a bien réellement aucun point commun, et personne ne songe plus actuellement à les identifier l'une à l'autre.

La pneumonie lobulaire à foyers disséminés est en effet presque constamment secondaire; elle débute insidieusement, sans fracas. Les signes de bronchite capillaire précèdent les signes d'hépatisation lobulaire; ils sont bien limités, peu étendus, localisés en certains points, disséminés dans les deux poumons; ils sont fugaces, mobiles, se déplacent constamment; l'éclosion d'un nouveau foyer s'accompagne non seulement de l'apparition en un point jusqu'alors indemne de toute lésion, des signes de bronchite et d'hépatisation, mais encore d'une exacerbation des phénomènes généraux et des troubles fonctionnels.

Les symptômes généraux et la fièvre en particulier sont généralement peu marqués; les troubles fonctionnels au contraire, la dyspnée, acquièrent dès le début une importance prépondérante qui chaque jour s'accuse davantage ; la durée moyenne est d'une quinzaine de jours; l'asphyxie vient le plus souvent terminer la scène.

On voit combien ce tableau clinique diffère de celui de la pneumonie lobaire franche aiguë qui, dès son début et pendant toute la durée de son évolution, se présente sous les allures d'une maladie infectieuse dont le cycle bien déterminé se déroule avec une régularité qui permet d'en faire le type de ce genre d'affections. Le début est violent, subit, bruyant ; un frisson unique, intense, prolongé, un point de côté soudain, une élévation considérable de la température qui d'emblée s'élève à 40° et parfois plus haut encore : tels sont les symptômes initiaux de la pneumonie franche que nous avons à opposer aux signes insidieux, vagues qui laissent planer le doute sur la date exacte que l'on peut assigner au début de la pneumonie lobulaire.

Ces symptômes généraux gardent, pendant toute la durée de la maladie, la prépondérance qu'ils ont acquise dès le début ; ils évoluent avec une régularité parfaite, en un temps bien déterminé ; puis brusquement ils disparaissent, comme ils étaient venus, faisant place à des phénomènes critiques qui annoncent la guérison.

Pendant que se déroulent ces symptômes généraux, on peut constater dans les poumons des signes d'engouement, puis d'hépatisation, dont le caractère propre est d'occuper, dans l'un des deux poumons, une région étendue du parenchyme, d'y être uniformément répartis, et de s'y fixer ou bien alors de n'envahir les parties saines qu'en suivant une marche régulière et progressive.

Rien, on le voit, dans ces symptômes de la pneumonie franche, ne rappelle les signes initiaux de bronchite capillaire des foyers de broncho-pneumonie, leur étendue restreinte, leur dissémination, leur mobilité. On peut également opposer la marche régulière, progressive de la pneumonie franche à l'évolution irrégulière, saccadée de la pneumonie lobulaire qui, lorsqu'elle guérit, disparaît lentement et n'arrive à la résolution définitive et complète qu'après une convalescence longue, pénible, entravée de rechutes continuelles.

L'anatomie pathologique n'offre pas de différences moins accentuées entre les deux affections que leur évolution clinique.

A première vue, il est impossible de confondre un bloc d'hépatisation pneumonique dans lequel les lésions sont presque uniformément réparties dans toute la région lésée, avec les foyers disséminés, mamelonnés d'hépatisation lobulaire.

Dans la pneumonie lobaire, les lésions sont évidemment moins avancées à la périphérie des lésions ; elles y sont plus jeunes, et témoignent de l'envahissement progressif du parenchyme; il n'en est pas moins évident qu'elles ont frappé d'emblée une grande étendue du parenchyme, un lobe entier, ou même la plus grande partie de l'un des poumons, et qu'elles progressent non pas en envahissant les lobules voisins les uns après les autres, mais en gagnant de proche en proche toutes les parties saines du parenchyme qui avoisinent les régions lésées.

Dans les zones hépatisées de la pneumonie lobaire, toutes les parties du lobule sont également atteintes, les bronchioles sont lésées au même titre que les alvéoles, les lésions interstitielles sont peu accentuées ; l'exsudation fibrineuse dans le lobule atteint un degré qu'elle n'a jamais dans la pneumonie lobulaire.

Dans la pneumonie franche enfin, toutes les régions du poumon que respecte l'hépatisation sont absolument saines, ou du moins on n'y rencontre jamais l'atélectasie et l'emphysème qui accompagnent d'une façon constante les lésions inflammatoires de la broncho-pneumonie, et peuvent par leur extension acquérir une importance prépondérante devant laquelle s'effacent les lésions inflammatoires.

L'anatomie pathologique accentue donc encore les différences déjà si profondes que la clinique établit entre les processus pneumoniques lobaires et lobulaires. Il est vrai que le microscope ne nous permet guère de différencier formellement une lésion alvéolaire de broncho-pneumonie d'une lésion correspondante de pneumonie franche, à des stades identiques de l'évolution des lésions inflammatoires; si peu abondante que soit l'exsudation fibrineuse dans la broncho-pneumonie, on ne peut, sur des degrés d'ailleurs très variables d'un même processus, fonder un diagnostic certain, et l'on serait presque autorisé à dire que la broncho-pneumonie n'est qu'une pneumonie franche qui restreint le théâtre de son évolution et évolue dans un lobule au lieu d'envahir un lobe entier.

Mais c'est précisément la topographie différente des lésions qui les caractérise dans l'un et l'autre cas, et dans la broncho-pneumonie non plus que dans aucune autre lésion, on ne doit se contenter de l'examen d'un point restreint des lésions : il faut voir plus largement, et seulement alors on reconnaîtra qu'il est impossible de les confondre : c'est en somme plus encore d'après l'aspect macroscopique des lésions que d'après leur structure histologique que se fera le diagnostic.

L'étude microscopique des lésions nous montre pourtant l'importance prépondérante de la bronchite dans la broncho-pneumonie; elle nous fait suivre pas à pas, dans les divers lobules envahis, le processus inflammatoire; elle nous révèle comme lésion primordiale la bronchiolite qui, à mesure qu'elle gagne l'épithélium alvéolaire, s'étend autour de la bronchiole, et bientôt, englobant tout ce qui l'entoure, formera, si toutefois elle en a le temps, le nodule péribronchique.

Le microscope nous montre, dans la pneumonie lobaire franche, une disposition toute autre des lésions; la bronchiolite y est constante, mais s'y trouve comme perdue au milieu des lésions contemporaines de l'alvéole dont l'importance les domine au point de les faire passer inaperçues.

Nous ne voulons pas davantage insister sur les caractères cliniques et anatomiques qui séparent la broncho-pneumonie de la pneumonie franche; nous ne prolongerons pas ce parallèle pour étayer sur des données précises et indiscutables l'opinion universellement admise qui ne reconnaît d'autre point commun à ces deux affections que leur siège dans le même organe. Si nous avons tant insisté sur les différences anatomiques et cliniques qui séparent d'une façon si nette et si tranchée les types extrêmes des pneumonies lobaire et lobulaire, c'est que nous nous proposions de montrer qu'il existe entre eux des types intermédiaires, mixtes en apparence, où les différences s'accusent moins nettement et qu'il est actuellement encore difficile de ranger sous l'une ou l'autre dénomination, parce qu'ils se manifestent par des symptômes et des lésions communs aux deux grands processus inflammatoires du poumon.

La bronchite capillaire par exemple, plus fréquente chez l'adulte, peut débuter brusquement comme la pneumonie franche : elle s'accompagne d'une élévation considérable et continue de la température ; ses lésions sont réparties dans de vastes étendues du parenchyme pulmonaire; son évolution enfin est régulièrement progressive et rapide comme celle de la pneumonie lobaire.

Mais, d'autre part, ses lésions sont bilatérales ; elles procèdent non pas par lobes, mais par vastes territoires, principalement dans les régions postérieures du poumon ; elles ne donnent lieu (et c'est là le point important) qu'à des signes de bronchite capillaire, et s'arrêtent en effet aux bronchioles, ne déterminant dans les alvéoles que des lésions légères et superficielles qui ne rappellent que le début de la splénisation ou de l'engouement; elle tue rapidement, il est vrai, mais au bout d'un temps qui suffit largement à la pneumonie

franche à déterminer des lésions profondes d'hépatisation.

Reliée par ses symptômes généraux à la pneumonie
franche, par ses signes physiques et ses troubles fonctionnels à la broncho-pneumonie, la bronchite capillaire
se prête mal aux besoins d'une classification, et l'on
est fort embarrassé pour la rattacher à la pneumonie
lobaire ou à la pneumonie lobulaire : on n'a guère plus
de raison d'en faire une pneumonie lobaire avortée s'en
tenant aux bronchioles et déterminant une asphyxie
rapide qui ne laisse pas aux lésions alvéolaires le
temps de se constituer, que l'on n'en a d'y voir une
broncho-pneumonie à laquelle la généralisation des lésions donne des allures plus graves, une marche plus
rapide.

On n'est d'ailleurs pas moins embarrassé lorsqu'on
envisage la forme pseudo-lobaire et la broncho-pneumonie.

Cette forme se rapproche en effet de la broncho-pneumonie par son apparition presque constante dans le
cours de maladies infectieuses qu'elle complique à titre
d'infection secondaire, par sa plus grande fréquence
chez l'enfant, par le siège bilatéral de ses lésions, enfin
par sa marche irrégulière, et la longue durée de son
évolution.

Mais, d'autre part, ne lui trouvons-nous pas de nombreuses analogies avec la pneumonie franche, surtout
lorsque nous la voyons souvent débuter brusquement
par un frisson et un point de côté; lorsque nous consta-
tons la grande importance anatomique et clinique que
prennent, dès le début et pendant toute son évolution,
les lésions et les symptômes d'hépatisation, leur prédominance dans l'un des deux poumons ?

Ne trouvons-nous pas dans tous ces caractères propres
à la forme pseudo-lobaire de la broncho-pneumonie,
les caractères de ces pneumonies secondaires bâtardes
aux allures insidieuses, incertaines, traînantes, commu-

nément décrites comme des formes atypiques de la pneumonie franche?

Il y a là plus qu'une analogie, et nous pourrions citer maintes de ces pneumonies secondaires à la grippe, à la fièvre typhoïde que ni leur évolution clinique ni leurs lésions anatomiques ne permettent de ranger avec plus de raison sous le titre de broncho-pneumonie que sous la dénomination de pneumonie lobaire.

Notre intention n'est d'ailleurs nullement de démontrer que si les types extrêmes des processus pneumoniques lobaire et lobulaire se distinguent l'un de l'autre par des caractère nets et tranchés, certains types mixtes pourraient établir une transition insensible de l'un à l'autre au point de justifier l'identification des deux processus.

Nous avons seulement voulu montrer les doutes qui existent actuellement sur la nature de certains processus aigus ou subaigus de l'inflammation des dernières voies respiratoires; et, suivant les errements de nos prédécesseurs, nous les avons décrits sous les noms de forme bronchitique et de forme pseudo-lobaire de la broncho-pneumonie. Les recherches bactériologiques n'ont elles-même pu jusqu'à présent lever ces doutes et trancher la question d'une façon formelle et indiscutable.

Mes propres recherches m'ont conduit à considérer la broncho-pneumonie pseudo-lobaire comme une forme de la pneumonie lobaire, à la différencier de la broncho-pneumonie, pour la rapprocher de celle-ci. Des recherches analogues de MM. Duflocq et Ménétrier tendraient de même à rapprocher la bronchite capillaire de la pneumonie lobaire.

Mais ces questions à peine nées, encore controversées, ne pourront être résolues que par un grand nombre de recherches. Peut-être pourra-t-on trouver, dans les associations de leurs agents pathogènes propres, la cause de ces formes mixtes? Nous ne pouvons actuellement trancher cette question doctrinale importante, et nous devons nous contenter de la signaler.

Broncho-pneumonie et tuberculose. — Il est un autre point de pathogénie de la broncho-pneumonie qui, plus encore que le précédent, mérite d'attirer toute notre attention, car outre son importance doctrinale, il présente un intérêt capital au point de vue du pronostic; nous voulons parler des rapports qui peuvent exister entre la broncho-pneumonie et la tuberculose pulmonaire. ,

On se rappelle comment les discussions et les luttes engagées en Allemagne pour établir la pluralité des phtisies aboutirent au triomphe de la conception toute française de l'unité de la tuberculose, et l'on n'a pas oublié que c'est aux expériences d'inoculation de M. *Villemin* et aux recherches anatomiques et histologiques de MM. *Charcot* et *Grancher* que nous sommes redevables de la démonstration définitive de l'unité de la phtisie..

Mais alors même que M. *Charcot* différenciait d'une façon radicale la broncho-pneumonie de la tuberculose et repoussait toute possibilité de la caséification des lésions inflammatoires de la broncho-pneumonie, MM. *Grancher* et *Thaon*, moins absolus dans leur manière de voir, croyaient à cette caséification et admettaient la transformation caséeuse de certaines pneumonies.

Tout récemment, MM. *Landouzy* et *Queyrat* allèrent beaucoup plus loin, et après avoir soutenu la possibilité de la caséification des lésions inflammatoires de la broncho-pneumonie, ou en d'autres termes, la tuberculisation secondaire des zones broncho-pulmonaires atteintes de lésions inflammatoires, en arrivèrent à ne plus considérer les lésions de la broncho-pneumonie que comme des lésions tuberculeuses intiales, *prégranuliques*, comme ils disaient, et la broncho-pneumonie vulgaire comme une des manifestations de la tuberculose.

La lecture de leurs mémoires fait suivre pas à pas l'évolution de leurs idées sur la nature de la broncho-pneumonie ; ils admettent au début les opinions de M. *Grancher* sur la caséification possible des nodules de pneumonie lobulaire, puis en arrivent à ne plus considérer l'inflammation lobulaire et la caséification que comme les stades extrêmes d'un même processus : ils avaient raison au début ; ils semblent s'être trop avancés en poussant à l'extrême les conceptions de M. *Grancher*.

« Presque toujours, écrivait M. *Queyrat*, la tuberculose des tout jeunes enfants débute, s'annonce par une broncho-pneumonie... Vienne une rougeole qui fait desquamer, qui décape pour ainsi dire l'arbre respiratoire de haut en bas : la porte est ouverte et l'ennemi peut pénétrer dans la place... Il y a greffe de tuberculose sur un poumon, sur des bronches desquamées par la rougeole. »

Ainsi pouvait s'expliquer la caséification des lésions broncho-pneumoniques et si hypothétiques que soient les lésions morbilleuses des bronches et des alvéoles, rien ne permettait alors et ne permet encore à l'heure actuelle de repousser la possibilité d'une greffe tuberculeuse sur des bronchioles ou des alvéoles si profondément lésées par la broncho-pneumonie. M. *Queyrat* se laisse malheureusement entraîner trop loin, et en arrive bientôt à dire que « cette broncho-pneumonie est une lésion d'irritation produite par la pénétration du bacille tuberculeux dans l'appareil broncho-pulmonaire ; cette lésion irritative initiale disparaît au bout de quelque temps, laissant évoluer le tubercule ». La broncho-pneumonie n'est donc pas une entité morbide, mais une lésion irritative banale pouvant être due à des agents mécaniques ou aux microbes nombreux de la rougeole, de la diphtérie... et surtout de la tuberculose qui en est l'agent le plus fréquent dans le jeune âge.

Donc « toute broncho-pneumonie qui ne fait pas sa

preuve (corps étrangers des voies aériennes, coqueluche, rougeole, diphtérie...) n'est que monnaie de
tuberculose ».

La restriction admise par M. *Queyrat* en faveur des
broncho-pneumonies de [la rougeole, de la diphtérie,
etc... si légère qu'elle soit, ne fut d'ailleurs pas longtemps maintenue, et bientôt, MM. *Landouzy* et *Queyrat*
n'hésitent plus à considérer comme tuberculeuses
« maintes de ces broncho-pneumonies, simples d'aspect,
dites *a ·frigore* ou rubéoliques ». Qu'on y constate ou
non la présence des tubercules, la broncho-pneumonie
commune est tuberculeuse : c'est, dit M. *Landouzy*, de
la *tuberculose prégranulique*, et cette forme broncho-
pneumonique de la tuberculose serait spéciale au premier âge.

Or, il est actuellement, bien difficile d'envisager la
broncho-pneumonie comme une manifestation de la
tuberculose. La broncho-pneumonie peut précéder,
accompagner ou suivre l'évolution de la tuberculose
pulmonaire, mais les deux processus sont essentiellement différents et constituent deux maladies bien
distinctes. En d'autres termes, la broncho-pneumonie
et la tuberculose pulmonaire peuvent jouer récipro-
quement, l'une vis-à-vis de l'autre, les rôles de cause
prédisposante et d'infection secondaire : c'est là la
seule relation qui existe entre elles; elle suffit du reste
à expliquer la fréquente simultanéité de leur évolution
et la coexistence de leurs symptômes propres, enfin la
difficulté que l'on éprouve dans ces cas à attribuer à
l'une et à l'autre affection la part qui lui revient dans
l'ensemble des symptômes cliniques qui, pour la plupart, n'offrent aucun caractère spécifique. Cette distinction entre les processus tuberculeux et broncho-
pneumonique a déjà été établie dans mon étude sur la
broncho-pneumonie. Dans un récent travail sur la
tuberculose infantile, M. *Aviragnet* a fait une étude
remarquable des rapports de la tuberculose pulmonaire

avec la broncho-pneumonie, et repousse toute communauté d'origine entre ces deux processus.

L'importance de cette question pathogénique est considérable : de sa conclusion dans l'un ou l'autre sens dépend le degré de gravité qu'il convient d'accorder au pronostic, et si grave que soit la broncho-pneumonie simple, on conçoit facilement qu'on ne devra pas porter dans ce cas un pronostic aussi fatal que s'il s'agissait d'une manifestation de la tuberculose.

Nous devons donc nous attacher à décrire ces formes mixtes d'infections où la tuberculose et la broncho-pneumonie se combinent, et démêler dans ces cas les symptômes propres à chacune d'elles qui peuvent nous en permettre le diagnostic.

Nous n'envisageons ici que la tuberculose et la broncho-pneumonie de l'enfant, car si ces infections peuvent se combiner chez l'adulte, elles s'y distinguent généralement avec une netteté qui ne permet guère d'erreur dans l'interprétation de leurs symptômes. Chez l'enfant, il n'en est plus de même, et les formes aiguës, subaiguës et chroniques de la broncho-pneumonie se confondent par une foule de caractères communs avec les formes correspondantes de la tuberculose pulmonaire qui souvent coexiste avec elles.

I. Les cas où *la broncho-pneumonie précède la tuberculose* sont les plus rares, et le plus souvent il s'agit de broncho-pneumonies survenues chez des enfants tuberculeux dont les lésions jusqu'alors latentes sont réveillées par une broncho-pneumonie intercurrente, persistent et s'aggravent après la disparition de la broncho-pneumonie, et finalement amènent après une évolution tantôt rapide, tantôt lente, la mort du petit malade.

On peut néanmoins observer, dans les hôpitaux d'enfants, des petits malades atteints de rougeole et de broncho-pneumonie secondaire qui, bien que dûment indemnes de toute tare tuberculeuse héréditaire et personnelle, ont une convalescence longue, pénible,

entravée de rechutes incessantes et qui, finalement, succombent avec tous les signes avérés de la tuberculose
pulmonaire.

Il est facile de se rendre compte des causes de cette
infection tuberculeuse secondaire, même chez des malades que leurs antécédents héréditaires n'y prédisposent
nullement : les lésions profondes que la broncho-pneumonie a déterminées dans leurs organes respiratoires
ouvrent largement la porte à l'invasion bacillaire ; leur
état général affaibli par une maladie grave les met dans
un état d'infériorité notable dans la lutte contre une
nouvelle infection ; on sait enfin combien nombreuses
sont les causes de contagion dans les salles des hôpitaux
d'enfants, où meurent tant de petits tuberculeux, et où
l'antisepsie est en général très imparfaite.

Chez ces petits malades, la tuberculose suit d'habitude une marche aiguë, affecte la forme dite de *broncho-*
pneumonie tuberculeuse : une rechute semble survenir
dans la convalescence de leur broncho-pneumonie,
rechute qui, au lieu de guérir en 10 à 15 jours, comme
la première atteinte, aboutit à un amaigrissement progressif, rapide : la température reste élevée avec de
grandes oscillations, et la mort survient au bout de la
4e ou de la 5e semaine.

D'autres fois, cette fausse rechute de broncho-pneumonie, qui n'est en réalité que de la tuberculose, évolue
plus lentement, suivant un mode subaigu ; c'est la
phtisie galopante, dont la durée moyenne est de 3 à
4 mois.

La fièvre est moins continue, la maladié semble parfois s'amender, tendre à la guérison, mais ne tarde pas
à subir une poussée nouvelle ; pendant ces poussées
successives, les signes locaux persistent, s'étendent,
s'aggravent : ce sont des signes d'hépatisation, puis
bientôt des signes de ramollissement, enfin des signes
cavitaires ; l'état général devient chaque fois plus
grave ; l'amaigrissement progresse, la diarrhée sur-

vient, et le malade meurt avec tous les symptômes de l'hecticité.

Ce sont là, en somme, tous les symptômes que nous avons assignés à la forme subaiguë et chronique de la broncho-pneumonie. Est-ce à dire pour cela qu'il n'y ait pas de broncho-pneumonie chronique, que toute broncho-pneumonie chronique doive être rattachée à la tuberculose ?

Nous ne le pensons pas : la broncho-pneumonie aiguë peut donner lieu à la production de lésions subaiguës et chroniques dont le terme ultime est la dilatation bronchique. La suppuration qui s'en suit nous explique suffisamment les phénomènes d'hecticité sans qu'il soit pour cela nécessaire d'invoquer la tuberculose. L'anatomie pathologique a, du reste, montré d'une façon indiscutable que, dans de tels cas, la tuberculose pouvait ne pas intervenir ; mais il est bon d'ajouter que c'est là l'extrême exception, et l'on est actuellement en droit de rapporter à la tuberculose la grande majorité des cas de broncho-pneumonie chronique.

C'est même presque une règle générale chez l'enfant. Chez le vieillard, on ne peut en dire autant, et sans aller jusqu'à renverser la proposition précédente, on peut dire que, dans l'âge avancé, la broncho-pneumonie simple, à poussées successives, à marche subaiguë, aboutit souvent à la dilatation bronchique avec signes cavitaires et phénomènes d'hecticité sans que l'examen anatomique révèle la moindre lésion tuberculeuse.

Les lésions que l'on trouve dans ces cas de tuberculose consécutive à la broncho-pneumonie sont de deux ordres :

Ce sont d'abord des lésions inflammatoires simples, non tuberculeuses, broncho-alvéolaires, lésions révélatrices de la broncho-pneumonie antérieure ; ce sont celles que nous avons décrites dans notre étude anatomique sous le nom de broncho-pneumonie subaiguë et chronique : suppuration péribronchique, dilatation des bronches, lésions de l'épithélium alvéolaire, sclérose péribronchique et périalvéolaire.

Superposées à ces lésions, et en dehors d'elles, réparties dans le parenchyme pulmonaire, on trouve des lésions tuberculeuses qui se présentent sous divers aspects.

Le plus souvent, ce sont des lésions péribronchiques, de véritables *nodules péribronchiques tuberculeux;* une *infiltration tuberculeuse* se fait autour de la bronche, et présente à l'œil nu l'aspect du nodule péribronchique inflammatoire simple; l'examen histologique ne laisse d'ailleurs jamais de doute sur la véritable nature de ces produits tuberculeux.

D'autres fois ce sont des lésions caséeuses qui ont évolué autour de la bronche : c'est la même lésion à un degré plus avancé : c'est la caséification du nodule péribronchique tuberculeux.

Le degré de ces lésions dépend évidemment de la durée de la maladie, de son évolution rapide ou lente, de l'époque de la mort.

L'ensemble de ces lésions aussi bien que la marche clinique de la maladie nous montre comment il faut interpréter la caséification de la broncho-pneumonie : la broncho-pneumonie simple peut devenir caséeuse en ce sens qu'elle peut préparer le terrain à l'invasion du bacille tuberculeux qui vient déterminer dans le poumon ses lésions spécifiques dont le terme ultime est la dégénérescence caséeuse. C'est là la seule relation qui existe entre ces deux ordres de lésions, que l'étude histologique et surtout l'examen bactériologique permettent dans tous les cas de différencier l'une de l'autre.

Est-il possible dans ces cas d'affirmer que la tuberculose est secondaire à la broncho-pneumonie, qu'elle ne l'a pas au contraire précédée?

Ce point de diagnostic est beaucoup plus difficile, le plus souvent même impossible à résoudre.

Si la broncho-pneumonie est survenue chez un enfant

robuste, indemne de toute hérédité tuberculeuse, si la mort est survenue lentement et si les lésions tuberculeuses sont récentes, on a bien des raisons pour supposer qu'il s'agit là d'une tuberculose secondaire.

Mais si même en dehors de toute hérédité, de toute autre lésion tuberculeuse, on se trouve en présence de lésions pulmonaires caséeuses, si localisées qu'elles soient aux poumons, si lente qu'ait été l'évolution clinique de la maladie, on se trouve dans l'impossibilité de résoudre la question, mais l'on peut dire que l'on aura presque toujours affaire à une broncho-pneumonie secondaire à la tuberculose.

II. *La tuberculose précède en effet la broncho-pneumonie beaucoup plus souvent qu'elle ne la suit.* — Tantôt alors il s'agit d'enfants chétifs, sujets à des rhumes fréquents, souvent porteurs de lésions tuberculeuses avérées, d'adénites scrofuleuses, de tubercules cutanés, d'un mal de Pott, etc..., dont les antécédents héréditaires sont entachés de tuberculose. Souvent aussi l'on a affaire à des enfants que leurs antécédents héréditaires exposent manifestement à la tuberculose, mais qui ne présentent aucun signe de tuberculose pulmonaire, aucune lésion tuberculeuse : c'est dans ce dernier cas que l'on peut cliniquement incriminer la broncho-pneumonie d'avoir précédé et favorisé l'éclosion de la tuberculose, alors que l'autopsie vient démontrer qu'il s'agissait en réalité de lésions tuberculeuses anciennes, bien antérieures à la broncho-pneumonie.

Ce sont ces enfants tuberculeux avérés ou simplement tuberculeux latents qui, à l'occasion d'une rougeole, prennent une broncho-pneumonie et meurent de leur broncho-pneumonie ou de la tuberculose qui, à la faveur de celle-ci, prend souvent une acuité nouvelle. Nombre de ces enfants indemnes de toutes les affections reconnues comme causes favorables à l'éclosion de la broncho-pneumonie, sont souvent atteints de pneumonie lobulaire que n'a provoquée aucune autre cause que leur séjour dans des salles d'hôpitaux où elle règne à l'état endémique.

Cette broncho-pneumonie secondaire à la tuberculose se manifeste sous deux aspects anatomiques différents :

Tantôt on observe des nodules tuberculeux péribronchiques entourés d'alvéoles présentant les divers degrés des lésions d'alvéolite qui caractérisent la broncho-pneumonie simple : c'est en somme de la péribronchite tuberculeuse compliquée d'alvéolite inflammatoire simple ; ces foyers mixtes d'inflammation pneumonique lobulaire et de tuberculose sont disséminés comme les foyers de broncho-pneumonie simple; mais plus souvent que ces derniers ils siègent aux sommets des poumons.

D'autres fois, des lobes entiers, des zones plus ou moins étendues, ou même un poumon dans sa totalité forment un bloc dense, plongeant au fond de l'eau : c'est la broncho-pneumonie caséeuse. Sans reproduire ici la description magistrale qu'en a donnée M. *Grancher*, nous dirons simplement qu'il s'agit de nodules tuberculeux péribronchiques dont le centre a subi la dégénérescence caséeuse; autour de ces foyers caséeux, les alvéoles sont hépatisés, leurs parois sont infiltrées et leur cavité comblée de cellules embryonnaires : c'est en somme une *broncho-pneumonie pseudo-lobaire secondaire à la tuberculose* ; sa topographie la distingue de la forme précédente qui est une *broncho-pneumonie lobulaire disséminée secondaire à la tuberculose.*

En résumé, le nodule tuberculeux péribronchique, à quelque stade de son évolution qu'il soit, caséeux ou non, peut s'entourer de lésions alvéolaires inflammatoires, non tuberculeuses, affectant dans leur répartition topographique la forme lobulaire disséminée ou la forme pseudo-lobaire. La dissémination plus ou moins grande des lésions tuberculeuses; et peut-être la nature de l'agent pneumonigène, cause des lésions inflammatoires non tuberculeuses, règle la répartition lobulaire disséminée ou pseudo-lobaire de ces lésions.

Car il s'agit là de lésions superposées, surajoutées, de broncho-pneumonies simples survenues dans le cours d'une tuberculose plus ou moins avancée dans son évolution. On retrouve en effet au niveau de ces foyers les bacilles de la tuberculose et les agents pneumonigènes, chacun au sein des lésions qu'il a produites : c'est donc bien une broncho-pneumonie secondaire à la tuberculose, et non une broncho-pneumonie d'origine tuberculeuse : le récent travail de M. *Aviragnet* a bien mis ce fait en évidence, et permet de s'expliquer la caséification de certaines broncho-pneumonies.

Nous ne saurions insister davantage sur ces lésions des broncho-pneumonies dites tuberculeuses; on devra toujours se reporter aux descriptions qu'en ont données MM. *Charcot* et *Grancher;* ces descriptions magistrales doivent être maintenues en tous points; seule leur interprétation a été modifiée, et nous venons d'exposer la conception que l'on s'en fait actuellement.

L'évolution clinique des broncho-pneumonies secondaires à la tuberculose est très variable.

Tantôt elles suivent une marche aiguë, évoluent en 10 à 15 jours, se manifestant par un ensemble de symptômes physiques, fonctionnels et généraux identiques à ceux de toute broncho-pneumonie. Elles peuvent alors tuer le petit malade qui succombe dans ces cas à la complication broncho-pulmonaire inflammatoire de sa tuberculose. Parfois aussi elles guérissent, et après la disparition des symptômes propres à la broncho-pneumonie, on voit persister, s'étendre et s'accentuer les signes physiques de la tuberculose, en même temps que l'état général s'aggrave et aboutit à l'hecticité finale. La broncho-pneumonie accélère l'évolution de la tubercu-lose, hâte la terminaison fatale, et souvent même révèle des lésions tuberculeuses jusqu'alors restées latentes et que ni l'examen stéthoscopique du petit malade ni l'observation de son état général n'avaient auparavant permis de déceler.

Plus souvent encore la broncho-pneumonie secondaire à la tuberculose suit une marche subaiguë ou chronique, évolue en 3 ou 4 mois, sans que rien soit modifié dans le tableau clinique des formes subaiguës et chroniques de la broncho-pneumonie. Elle procède par bonds, par poussées successives dans l'intervalle desquelles l'état local et général s'améliore au point de faire croire à la guérison prochaine ; mais bientôt apparaissent les signes cavitaires et avec eux une aggravation progressive des troubles fonctionnels et des phénomènes généraux, et la mort survient au milieu de l'hecticité.

Il nous est maintenant facile, après cette description, de concevoir les rapports qu'affecte la broncho-pneumonie avec la tuberculose, et de donner à cette question, si controversée jusqu'à ces derniers temps, la solution qu'autorisent les recherches récentes qu'elle a provoquées.

La broncho-pneumonie et la tuberculose pulmonaire de l'enfant constituent deux affections anatomiquement et étiologiquement distinctes. Elles coexistent souvent, l'une jouant vis-à-vis de l'autre le rôle de cause prédisposante, la dernière le rôle d'infection secondaire : la broncho-pneumonie semble compliquer la tuberculose pulmonaire beaucoup plus souvent qu'elle ne la précède. On peut, dans ces infections mixtes, rapporter à chacune d'elles la part qui lui revient dans les lésions anatomiques au sein desquelles l'examen bactériologique permet d'ailleurs de déceler la présence des microbes différents qui les ont déterminées. L'observation clinique ne permet souvent pas d'établir ce diagnostic, et l'on ne sera guère autorisé à porter le diagnostic de tuberculose chez des enfants atteints de broncho-pneumonie, que si les antécédents héréditaires du petit malade sont entachés de tuberculose, et si l'on constate chez lui d'autres lésions imputables à la tuberculose.

Encore ce diagnostic de broncho-pneumonie chez un tuberculeux est-il particulièrement difficile dans certains cas très fréquents dans le jeune âge où la tuberculose pulmonaire débute et évolue à la façon d'une broncho-pneumonie, sans qu'il existe aucune lésion broncho-pneumonique, et sans qu'aucun indice certain permette d'affirmer le diagnostic.

Cette tuberculose à forme broncho-pneumonique n'a d'ailleurs aucun rapport anatomique ou étiologique avec la broncho-pneumonie simple qui souvent accompagne la tuberculose : elle ne devra attirer notre attention que lorsque nous nous occuperons du diagnostic de la pneumonie lobulaire.

Après avoir étudié les conditions pathogéniques de la broncho-pneumonie, examiné les causes qui la déterminaient et celles qui, simplement, la favorisaient, déterminé enfin le mode de propagation des microbes pathogènes et le processus des lésions qu'ils provoquaient, il nous a paru convenable de consacrer ce chapitre à l'étude de la nature de la broncho-pneumonie.

Nous y avons rappelé les caractères généraux des lésions de la broncho-pneumonie, ses manifestations cliniques ; nous les avons comparées à la pneumonie lobaire et à la tuberculose pulmonaire dont on avait rapproché la pneumonie lobulaire, avec lesquelles on l'avait même parfois complètement identifiée.

Cette comparaison nous a permis de saisir les rapports qui existaient entre ces grands processus inflammatoires du poumon, de les différencier les uns des autres, et d'arriver enfin à montrer que la broncho-pneumonie est bien une maladie, une entité morbide à laquelle son évolution clinique, aussi bien que ses lésions anatomiques et la nature de leur microbe pathogène assignent une place à part dans la pathologie pulmonaire.

CHAPITRE VIII

PRONOSTIC

Sommaire. — Le pronostic de la broncho-pneumonie est toujours
grave; mais cette gravité comporte des degrés. Influence sur
le pronostic de l'âge du malade, des conditions étiologiques,
et de la répartition anatomique des lésions.
Extrême gravité de la broncho-pneumonie dans le jeune âge,
surtout chez le nouveau-né, et chez le vieillard.
Les broncho-pneumonies secondaires sont généralement plus
graves que les broncho-pneumonies primitives.
Le pronostic est d'autant plus grave que les lésions sont plus
étendues; importance des lésions mécaniques pour l'aggravation du pronostic.
Valeur des divers symptômes pour l'appréciation du pronostic:
la mort par infection et la mort par asphyxie.
On doit tenir pour suspectes les broncho-pneumonies lentes,
traînantes et torpides ; il faut toujours alors se méfier de la
tuberculose que la clinique est parfois impuissante à révéler,
et réserver le pronostic.

La broncho-pneumonie est toujours une affection
extrêmement grave, et l'on doit dans tous les cas apporter
une grande réserve dans le pronostic de son évolution.

Cette gravité comporte pourtant des degrés : l'âge du
malade, les conditions dans lesquelles la pneumonie
lobulaire est survenue, la forme anatomique qu'elle
revêt, interviennent dans une large mesure dans l'appréciation des symptômes qu'elle présente.

Il est évidemment impossible de donner une règle
générale fixe qui permette dans tel cas déterminé de
prédire le mode de terminaison de l'affection. On peut
néanmoins l'envisager aux divers points de vue de
l'étiologie et des manifestations cliniques, peser chaque

symptôme, et sur ces différentes données, baser le pronostic de la broncho-pneumonie.

Des conditions étiologiques multiples qui entourent le début de la maladie, l'*âge* est sans contredit l'une de celles auxquelles il convient d'accorder la plus haute valeur pronostique. — Le nouveau-né succombe toujours à la pneumonie lobulaire ; il est même fort rare de voir guérir les enfants âgés de moins de 2 ans. A partir de cet âge, la gravité décroît, mais la broncho-pneumonie détermine encore la mort des trois quarts en moyenne des enfants âgés de 3 ans qui en sont atteints. — Au-dessus de 6 ans, la moyenne de la mortalité n'est plus guère que de 1 sur 6. Chez l'adulte enfin, la terminaison est encore moins souvent mortelle ; mais chez le vieillard, la mortalité s'élève à nouveau, et la gravité de la pneumonie lobulaire à l'âge avancé est comparable à celle qu'elle a dans les premières années de la vie.

Les broncho-pneumonies secondaires sont plus graves que les broncho-pneumonies primitives ; l'affection, quelle qu'elle soit, qui l'a précédée, semble avoir affaibli la résistance de l'organisme, avoir créé un terrain propice à l'éclosion et à l'évolution des bactéries pneumonigènes. Mais là encore il y a des degrés et les broncho-pneumonies secondaires ne sont pas toutes graves au même degré : celles qui se montrent dans le cours de la diphtérie, de la rougeole sont généralement plus graves que celles qui surviennent dans le cours de la coqueluche, bien qu'il ne soit guère possible de ranger ces broncho-pneumonies secondaires dans un ordre fixe de gravité croissante ou décroissante. La coexistence de deux affections, rougeole et coqueluche, rougeole et diphtérie par exemple, accroît la gravité de la broncho-pneumonie, et la guérison est fort rare en pareils cas.

Il est bien difficile d'accorder une valeur pronostique quelconque à la date d'apparition de la pneumonie lobulaire dans le cours de ces diverses affections, et l'on ne peut dire que leur gravité est en raison inverse de leur précocité : les broncho-pneumonies secondaires à la rougeole, à la fièvre typhoïde surtout, sont en effet d'habitude d'autant plus graves qu'elles surviennent plus tardivement; mais la broncho-pneumonie diphtérique, toujours mortelle lorsqu'elle est précoce, semble au contraire d'autant moins grave qu'on s'éloigne davantage de la date du début de la diphtérie.

Le milieu exerce une grande influence sur le pronostic, et chacun sait combien le séjour à l'hôpital, surtout dans les hôpitaux d'enfants, et plus particulièrement dans les salles d'isolement, aggrave le pronostic de la pneumonie lobulaire.

Il est incontestable enfin que le pronostic varie suivant les épidémies, et l'on voit dans certains cas la fréquence de la broncho-pneumonie s'élever, et la mortalité s'accroître, sans qu'il soit actuellement possible de s'expliquer cette exaltation inopinée de la virulence des microbes pneumonigènes.

La forme anatomique de la pneumonie lobulaire paraît avoir quelque importance sur son pronostic, bien qu'il semble plus vraisemblable d'attribuer en ce cas les variations de gravité du mal à d'autres causes qu'à la répartition topographique de ses lésions. On admet, en effet, que la gravité est en raison directe de l'extension et de la généralisation des lésions, et pourtant nombre d'auteurs considèrent le catarrhe suffocant comme généralement moins grave que la forme lobulaire disséminée ou la forme pseudo-lobaire. Il est bien peu vraisemblable que la gravité relativement moindre du catarrhe suffocant soit due, comme on l'a prétendu, à la moindre intensité des lésions broncho-alvéolaires, et même à leur localisation aux bronchioles : il n'existe pas en effet de catarrhe suffocant, de bronchite capillaire sans engouement alvéolaire, si léger qu'il soit, et les alvéoles engoués sont aussi impropres à la respira-

tion que les alvéoles hépatisés. La moindre gravité du
catarrhe suffocant tient peut-être plutôt en réalité à ce
qu'il constitue la forme la plus fréquente de la broncho-
pneumonie de l'adulte chez qui cette affection est
moins grave que dans le jeune âge.

On peut donc dire qu'à âge égal, la broncho-pneumonie
est d'autant plus grave que les lésions sont plus étendues; le degré d'extension des lésions commande également la rapidité de l'évolution et de la terminaison
fatale.

On comprend ainsi quelle importance pronostique
il convient d'attribuer au degré d'étendue des signes
physiques, qu'il s'agisse des signes propres aux lésions
primordiales inflammatoires, ou de ceux qui nous révèlent les lésions mécaniques accessoires d'emphysème ou
d'atélectasie. Car la gravité de l'extension des lésions
dépend au moins autant, chez l'enfant, de la gène
qu'elles apportent aux fonctions respiratoires, et des
menaces d'asphyxie qu'elles créent, que des chances
plus ou moins grandes d'infection qu'elles font courir
au malade.

L'importance pronostique des lésions de la broncho-
pneumonie est donc égale, quelle qu'en soit la nature;
aussi n'est-il pas rare de constater à l'autopsie des lésions
inflammatoires très restreintes coïncidant avec des
lésions mécaniques très étendues.

Parfois la mort survient sans qu'on n'ait pu constater
cliniquement que des lésions extrêmement limitées,
mais les phénomènes généraux acquièrent alors une
gravité exceptionnelle qui suffit à faire porter un pronostic fatal. Lorsque la température est élevée, qu'elle
se maintient au-dessus de 40°, qu'elle ne subit que des
rémissions matinales insignifiantes; lorsque le pouls
est petit, rapide, et que les troubles dyspnéiques sont
extrêmes, on devra redouter une issue rapidement fatale.
Ces formes infectieuses, à marche rapide et bruyante,
qui s'accompagnent de phénomènes généraux graves,

ataxiques, et de troubles fonctionnels très accusés,
sont toujours fatales. C'est là, d'ailleurs, l'évolution
habituelle des broncho-pneumonies mortelles de l'adulte.

Chez l'enfant, les signes précurseurs de la mort sont
tout différents, nous les avons indiqués précédemment,
mais nous ne saurions trop y insister, car le pronostic
ne s'impose pas d'une façon aussi nette et aussi impé-
rieuse que dans les formes infectieuses de l'adulte.

Souvent, en effet, après une évolution normale en
apparence, plus ou moins longtemps prolongée, il est
possible, pour peu que l'on se méprenne sur la valeur
pronostique des symptômes, de croire à une guérison
prochaine : on voit en effet la dyspnée se calmer, la
respiration se ralentir ; la toux disparaît, l'agitation
s'apaise, la température s'abaisse et tombe quelquefois
même au-dessous de son taux normal. On peut alors
prendre pour des indices de guérison des symptômes
qui annoncent l'agonie. Cette sédation apparente des
symptômes généraux et des troubles fonctionnels, ce
calme trompeur qui bientôt aboutira au coma ne sont
en réalité que la révélation des progrès de l'asphyxie
et l'indice d'une mort prochaine. L'illusion ne peut,
d'ailleurs, être de longue durée, car le facies pâle
devient cyanosé, les extrémités se refroidissent et la
mort ne tarde pas à survenir dans le coma.

Pour avoir une marche moins rapide et des allures
moins bruyantes que les formes aiguës, la broncho-
pneumonie chronique n'en a pas moins un pronostic
aussi fâcheux.

On devra toujours tenir pour suspectes ces broncho-
pneumonies torpides, subaiguës, traînantes, dans le
cours desquelles de nouvelles poussées aiguës viennent
sans cesse détruire les illusions et retarder la guérison
que chaque amélioration apparente pouvait faire croire
imminente.

L'asphyxie peut survenir avec tout le cortège des
symptômes que nous venons de rappeler, mais il faut

surtout se souvenir que ces formes chroniques exposent aux suppurations prolongées et à l'hecticité qui en est l'expression clinique.

Les oscillations considérables et quotidiennes de la température, la sécheresse de la peau, les sueurs abondantes le soir, la diarrhée, puis enfin les éruptions ecthymateuses, le muguet, sont les indices d'une mort prochaine qui survient dans la cachexie et le marasme.

On voit, en résumé, combien grave est le pronostic de la broncho-pneumonie, à tous les âges et sous toutes ses formes, et combien minutieux et suivi doit être l'examen du malade pour éviter les déceptions, et pour ne pas se laisser leurrer par les illusions que pourraient entretenir certains symptômes. Aussi avons-nous dû insister sur le pronostic des formes diverses de la broncho-pneumonie suivant l'âge du malade, et les conditions dans lesquelles il se trouve, et sur la valeur qu'il convient d'attribuer à divers symptômes dont l'importance ne saurait désormais nous échapper.

Il y a plus, et, même lorsque la guérison survient, et semble complète et définitive, nous ne devons pas oublier que la broncho-pneumonie appelle souvent à sa suite la tuberculose. Nous devrons donc toujours tenir pour suspectes les broncho-pneumonies à évolution lente, qui retiennent les malades longtemps au lit, et pour peu que l'hérédité du malade soit entachée de tuberculose, nous avons le devoir de n'admettre la guérison qu'avec les plus grandes réserves, et de recommander les soins les plus minutieux en laissant entrevoir la possibilité de rechutes, qui ne seront souvent en réalité que les débuts d'une tuberculose dont l'éclosion sera sans cesse menaçante.

CHAPITRE IX

DIAGNOSTIC

SOMMAIRE. — Difficultés fréquentes du diagnostic.
Valeur des divers symptômes de la broncho-pneumonie pour le diagnostic.
Diagnostic de la broncho-pneumonie avec les différentes affections qui peuvent la simuler :
Bronchite simple. — Congestion pulmonaire active primitive ou maladie de Woillez. — Congestions pulmonaires actives secondaires : Hémo-bronchite de Woillez. — Congestion pulmonaire active du début de la fièvre typhoïde. — Congestions pulmonaires passives hypostatiques. — OEdème pulmonaire. — Spléno-pneumonie de Grancher. — Pneumonie lobaire franche. — Tuberculose pulmonaire : forme miliaire aiguë, forme pseudo-broncho-pneumonique.
Diagnostic de la forme anatomique.
Diagnostic des complications : tuberculose pulmonaire.
Diagnostic des causes.

Si la broncho-pneumonie se présente sous la forme schématique que nous avons décrite, avec l'ensemble de symptômes que nous lui avons assignés, le diagnostic est facile ; il s'impose même si cet ensemble symptômatique se montre à la suite des infections dont nous avons appris à connaître l'influence sur l'éclosion de la broncho-pneumonie.

Mais il n'en est pas toujours ainsi : rarement même, la pneumonie lobulaire évolue sous cet aspect quasi schématique. L'âge du malade, son état antérieur et un foule d'autres conditions moins connues, moins déterminées, viennent modifier son expression clinique. Aussi le diagnostic de la broncho-pneumonie est-il habituellement difficile.

Plus facile chez l'adulte, qui d'ordinaire réagit plus franchement et chez qui les signes physiques sont plus nettement perçus, les troubles fonctionnels plus accusés, les phénomènes généraux plus saillants, le diagnostic de la pneumonie lobulaire acquiert aux âges extrêmes, chez l'enfant et chez le vieillard, une difficulté parfois insurmontable.

Plusieurs raisons rendent, à cet âge, plus difficile le diagnostic de la lésion pulmonaire. Le manque d'énergie des forces respiratoires dans le jeune âge, leur affaiblissement dans la vieillesse donnent au murmure vésiculaire moins de force et de netteté, atténuent ses modifications et accroissent par conséquent les difficultés de l'auscultation. Pour peu que les lésions inflammatoires soient limitées, que l'atélectasie et le silence respiratoire qui la dénote soient très étendus, ou que l'emphysème avec sa sibilance et ses râles occupe une région plus ou moins considérable du parenchyme pulmonaire, on conçoit toute la difficulté qu'il y aura à déceler les lésions broncho-pneumoniques, et le plus souvent, en effet, on les laissera passer inaperçues.

Les phénomènes généraux sont également aux âges extrêmes d'ordinaire peu marqués, faiblement accusés.

Seuls, les troubles fonctionnels sont considérables, encore ne se présentent-ils pas toujours aux différents âges, sous la même forme, avec les mêmes caractères.

L'expression clinique de la broncho-pneumonie, surtout dans l'enfance et dans la vieillesse, est donc souvent fruste, et l'on sera fréquemment forcé de n'établir le diagnostic que sur quelques symptômes auxquels il convient d'ailleurs d'accorder une valeur très différente au point de vue de leur importance diagnostique.

Il n'y a pas de symptôme spécifique de la broncho-pneumonie, il n'en existe aucun qui puisse à lui seul justifier le diagnostic. On ne pourra donc affirmer l'existence de là pneumonie lobulaire que si l'on constate un ensemble de signes habituels à cette affection, et si les conditions étiologiques viennent dans une certaine mesure confirmer les soupçons.

Parmi les symptômes de la broncho-pneumonie, les troubles fonctionnels sont sans contestation ceux auxquels il convient d'accorder la plus grande valeur diagnostique ; et parmi ceux-ci, la *dyspnée* occupe sans contredit le premier rang.

Son importance est telle que lorsqu'on la voit survenir chez un enfant, dans le cours de la rougeole, de la coqueluche, on peut, même en l'absence de tout signe physique bien net, prédire l'invasion de la broncho-pneumonie : la pâleur, la cyanose, le battement rapide des ailes du nez, l'attitude et le facies du petit malade qui expriment l'angoisse de la gêne respiratoire sont des signes qui, même s'ils sont isolés, justifient le diagnostic de la broncho-pneumonie.

La dyspnée ne suffit pourtant pas toujours pour le diagnostic, et l'on comprend que la diphtérie, la tuberculose puissent déterminer la dyspnée et le syndrôme de l'asphyxie ; mais elles s'accompagnent alors d'autres symptômes qui permettent de lever les doutes.

Sans parler de la dyspnée dans la tuberculose à forme broncho-pneumonique sur laquelle nous aurons à revenir, contentons-nous ici de dire que la dyspnée croupale diffère beaucoup de la dyspnée broncho-pneumonique. La dyspnée du croup s'accompagne de tirage sus et sous-sternal, sus et sous-claviculaire, et de raucité de la voix ; elle ne s'accompagne au contraire, dans la pneumonie lobulaire, ni de modifications dans le timbre de la voix, ni d'un tirage aussi marqué.

Quant à la *toux* et à l'*expectoration*, leur importance diagnostique est nulle : elles manquent le plus souvent chez l'enfant, n'ont aucun caractère spécial chez le vieillard, et chez l'adulte elles s'accompagnent d'autres caractères beaucoup plus importants.

Les signes physiques de la broncho-pneumonie n'ont aucune spécificité : ils décèlent simplement à l'oreille l'inflammation des petites bronches (râles sous-crépitants) ou du lobule (râles crépitants, souffle) : on ne doit donc leur attribuer que cette seule signification. Ils acquerront une certaine importance de leur localisation : leur réunion en foyers restreints, limités, disséminés aux bases et à la partie postérieure des deux poumons, surtout si ces foyers disséminés de bronchite capillaire et d'hépatisation lobulaire coïncident avec la présence, dans les régions pulmonaires antérieures, de zones étendues de submatité et d'obscurité du murmure vésiculaire (atélectasie) et de zones plus restreintes et plus inégalement réparties d'expiration sifflante et prolongée (emphysème).

Il est néanmoins utile de savoir que certaines congestions actives aiguës du poumon peuvent s'accompagner du souffle bronchique doux, sans qu'il y ait pour cela menace de broncho-pneumonie.

Les symptômes généraux n'ont guère plus d'importance diagnostique que les signes physiques ; les symptômes graves d'infection ou l'asphyxie qui marche de pair avec la dyspnée n'ont que l'importance que leur confère la coïncidence des signes physiques.

Aucun symptôme de la broncho-pneumonie n'est en somme un indice révélateur certain de son existence. On doit, pour faire le diagnostic, constater l'existence simultanée de plusieurs d'entre eux.

Il convient enfin d'accorder une importance considérable aux conditions étiologiques qui entourent l'éclosion de la lésion broncho-pulmonaire qu'on soupçonne être la broncho-pneumonie.

Si cet ensemble de symptômes survient chez un enfant, à la suite de la rougeole, de la diphtérie, de la coqueluche, surtout si cet enfant est soigné dans une salle d'hôpital où la broncho-pneumonie est endémique, si ces symptômes apparaissent chez un adulte dans le cours de la variole, dans le déclin de la grippe, de la fièvre typhoïde, ou si enfin ils se montrent chez un vieillard atteint de bronchite chronique, ou même dans les saisons froides et humides, pendant une épidémie de broncho-pneumonie, dans ces cas le diagnostic s'imposera, si fruste que soit l'expression clinique de la broncho-pneumonie.

Il existe pourtant, même dans ces conditions, un certain nombre d'affections pulmonaires qui, par leurs manifestations cliniques, simulent la broncho-pneumonie; nous devons indiquer les caractères qui permettent de les en différencier, en étudiant successivement celles de ces affections qui peuvent simuler la broncho-pneumonie aiguë et celles qui peuvent être confondues avec les formes subaiguë ou chronique de la pneumonie lobulaire.

La *bronchite simple* aiguë s'accompagne d'une température généralement moins élevée que la broncho-pneumonie; la dyspnée y est moins intense. L'auscultation révèle enfin les signes propres à l'inflammation des grosses bronches : les râles sibilants et surtout les râles ronflants. Il n'y a pas de râles sous-crépitants, ou lorsque ceux-ci surviennent on doit craindre l'apparition de la bronchite capillaire qui, nous l'avons dit, est parfois précédée par l'inflammation des grosses bronches.

La *congestion pulmonaire active* primitive, qu'on nomme parfois aussi la *maladie de Woillez*, simule par son début la pneumonie franche, beaucoup plus que la broncho-pneumonie. Elle débute d'habitude par un frisson et un point de côté; la dyspnée est peu marquée; la toux nulle ou insignifiante; le malade ne crache pas ou n'expectore que des crachats muqueux, ou gommeux, striés de sang, sorte d'ébauche des crachats pneumoniques. Là percussion décèle une sonorité normale, accrue ou diminuée; l'auscultation révèle une respiration soufflante, parfois du souffle bronchique ou rarement chez

l'adulte, mais quelquefois chez l'enfant, du souffle
tubaire; il n'y a pas de signes de bronchite.

Il n'y a donc guère de rapports entre la congestion
pulmonaire active de Woillez et la broncho-pneumonie
de l'adulte.

Mais dans le jeune âge où M. Cadet de Gassicourt en
a signalé la fréquence, la *congestion pulmonaire* peut
simuler la broncho-pneumonie. Si, en effet, elle survient
d'habitude brusquement, avec du délire, des convulsions et de la dyspnée, en s'accompagnant d'une
élévation de température toujours considérable qui peut
aller jusqu'à 41°, elle évolue parfois aussi par poussées successives, avec des phénomènes généraux moins
graves et des signes physiques (souffle bronchique ou
tubaire) plus étendus et plus également répartis, il est
vrai, que ceux de la broncho-pneumonie. Dans ces
divers cas, la guérison est de règle; elle survient brusquement au bout de 36 à 48 heures dans les cas les
plus aigus, au bout de 6 à 8 jours seulement lorsque la
maladie procède par poussées successives; la température retombe brusquement à son taux normal, et
après une convalescence très écourtée la guérison est
complète.

Il existe donc, entre la congestion pulmonaire
aiguë primitive et certaines formes de la broncho-
pneumonie de grandes analogies cliniques. Si l'on
excepte les formes suraiguës à début brusque qui
simulent la pneumonie, on voit de grandes ressemblan-
ces entre les formes aiguës à poussées successives, dont
les signes physiques sont fugaces, mobiles, se déplacent, mais persistent souvent longtemps après la guérison, et d'autre part, les formes aiguës de la broncho-
pneumonie à foyers disséminés. Ces congestions aiguës
idiopathiques sont il est vrai primitives; très fréquentes chez l'adulte, un peu moins chez l'enfant, elles ne
se montrent guère chez ce dernier au-dessous de 3 ou
4 ans. Elles s'accompagnent d'une dyspnée générale-

ment moins intense que la broncho-pneumonie; les signes physiques de bronchite y sont rares; le souffle affecte presque toujours les caractères du souffle bronchique doux, rarement il a la rudesse du souffle tubaire. Enfin, l'évolution est plus rapide, et la guérison est la règle.

On voit, malgré ces différences dans la rapidité de l'évolution et dans le pronostic, combien les symptômes se ressemblent, à part quelques divergences fort inconstantes d'ailleurs dans leur intensité et dans leurs caractères, et l'on comprend dès lors toutes les difficultés du diagnostic.

Les lésions sont d'ailleurs peu connues, l'étude bactériologique n'en a pas été faite, et l'on est en droit de se demander s'il ne s'agit pas là de formes spéciales de broncho-pneumonie, curables parce qu'elles surviennent chez l'enfant au-dessus de 4 ans, parce qu'elles sont primitives, et peut-être pour d'autres raisons encore que nous ne pouvons actuellement saisir.

Il existe d'ailleurs, à côté de ces congestions pulmonaires actives primitives, des *congestions actives secondaires* qui, comme celles-ci, se manifestent par de la submatité, des râles crépitants et sous-crépitants, du souffle bronchique ou du souffle tubaire.

Ces congestions pulmonaires actives secondaires ne sont pas rares dans le cours de la *bronchite aiguë;* M. Cadet de Gassicourt les a signalées chez l'enfant : elles surviennent à une époque très rapprochée du début de la bronchite : le malade est pris soudain de toux, de dyspnée, il est agité, la température s'élève à 39° ou 40°, en même temps que les signes physiques que nous avons mentionnés révèlent la congestion des poumons. En 2 ou 3 jours, tous ces phénomènes disparaissent, la bronchite continue son évolution normale et guérit rapidement.

L'étiologie, l'expression symptomatique de ces congestions actives secondaires survenant dans le cours de là bronchite aiguë simple, ne permettent donc aucune différenciation nette entre ces prétendues congestions passagères curables et le début d'une bronchite capillaire ou d'une autre forme de broncho-pneumonie plus persistante et souvent mortelle.

Woillez, d'ailleurs, qui a décrit, sous le nom d'*hémo-bronchites*, ces bronchites avec congestion aiguë, n'établit aucune distinction entre l'*hémo-bronchite grave* et la bronchite capillaire. N'est-on pas dès lors autorisé a considérer, comme des formes atténuées du catarrhe suffocant, les *hémo-bronchites bénignes* qui établiraient ainsi une transition entre la bronchite simple, sans congestion pulmonaire, et la bronchite capillaire?

L'hémo-bronchite ne serait-elle, en d'autres termes, qu'une sorte d'ébauche de broncho-pneumonie, une broncho-pneumonie avortée, fruste dans ses symptômes physiques, atténuée dans les troubles fonctionnels et les phénomènes généraux qu'elle provoque?

On ne peut actuellement résoudre formellement cette question, mais on doit se souvenir que de semblables poussées congestives aiguës avaient jadis été notées dans le cours de la broncho-pneumonie; qu'on y voyait de simples *fluxions collatérales*, un simple accident congestif survenant dans le cours de la broncho-pneumonie, n'ayant nullement la même origine que les lésions inflammatoires de celle-ci, mais suscitées par elles. Actuellement, on les considère à juste titre comme de vraies ébauches de broncho-pneumonie, comme des foyers de pneumonie lobulaire avortés, et l'on conçoit qu'il n'y ait pas lieu d'établir de différenciation entre ces lésions, de les diagnostiquer l'une de l'autre.

On ne peut donc actuellement distinguer d'un début de broncho-pneumonie, l'hémo-bronchite de Woillez; aucune raison clinique ni pathogénique n'autoriserait ce diagnostic. On doit seulement savoir que dans le cours de la bronchite aiguë peut survenir inopinément une ébauche de broncho-pneumonie qui avorte, qui tourne court pour ainsi dire, et guérit rapidement, tandis que parfois les mêmes symptômes persistent, s'étendent, s'aggravent et tuent le malade qui meurt avec les symptômes et les lésions de la broncho-pneumonie. Cette notion, dont l'importance ne saurait échapper, nous montre que si le diagnostic est souvent impossible entre certaines congestions pulmonaires actives primitives ou secondaires et le début de la broncho-pneumonie, la constatation des symptômes qui leur sont communs doit imposer une grande réserve dans le pronostic que seule l'évolution de la maladie nous autorisera à porter.

Il survient souvent, dans le cours de certaines maladies infectieuses, des congestions pulmonaires actives qui ne paraissent avoir aucun rapport avec la broncho-pneumonie : telles sont en particulier les *congestions pulmonaires de la fièvre typhoïde.*

Il peut se présenter, dans le cours de la dothiénentérie, deux sortes différentes de congestion pulmonaire : l'une passive, tardive, dont nous aurons à reparler plus loin; l'autre active, initiale qui, comme la broncho-pneumonie, occupe les deux poumons, est mobile, fugace, se déplace constamment, donne parfois lieu à des accès de toux spasmodique et à une dyspnée extrême, et se manifeste à l'examen physique du malade par des râles sous-crépitants et du souffle. Mais cette congestion pulmonaire initiale de la dothiénentérie est généralement passagère et ne donne presque jamais naissance à la broncho-pneumonie.

Il s'agit là de congestions de nature encore indéterminée, peut-être dues au bacille ou au poison typhique, mais sans aucun rapport avec la broncho-pneumonie avec laquelle elles peuvent présenter des symptômes communs, mais dont elles n'ont pas la gravité. Leur apparition au début, ou dans les deux premiers septenaires de la dothiénentérie, en fera faire le diagnostic.

A côté de ces congestions pulmonaires actives initiales

de la fièvre typhoïde, il existe à son déclin des congestions passives qu'il convient d'envisager non seulement
dans la dothiénenterie, mais dans les affections diverses
où elles peuvent apparaître ; car elles ont la même
symptomatologie et le même pronostic.

Les *congestions pulmonaires passives, hypostatiques*
sont fréquentes non seulement à la fin de la fièvre
typhoïde, mais aussi dans le cours de toutes les fièvres
graves, adynamiques, chez les vieillards débilités,
cachectiques, qu'une affection chronique (maladies du
système nerveux, paralysie générale, rhumatisme, frac-
tures, etc...) tient alités pendant de longs mois, —
enfin chez les cardiaques asystoliques.

Il s'agit dans ces cas de simples congestions passives,
mécaniques, hypostatiques, dues au décubitus, siégeant
dans les deux poumons, ou bien du côté où le malade se
couche, sans lésions épithéliales, alvéolaires ou bronchiques, à moins de complication inflammatoire.

Ces congestions hypostatiques sont cliniquement très
différentes de la broncho-pneumonie : elles ne provoquent ni dyspnée intense, ni toux, ni expectoration
exagérées, elles ne s'accompagnent d'aucune élévation
de la température ni de fréquence du pouls.

Les signes physiques sont fixes, immuables : avec la
submatité ou la matité complète coïncident la diminution ou même la disparition du murmure vésiculaire, et des râles sous-crépitants fins dus à l'œdème
pulmonaire qui les accompagne. Parfois, enfin, il y a
du souffle bronchique avec retentissement exagéré de
la voix. Ces signes sont perçus aux bases, dans une
étendue généralement considérable des régions postérieures du thorax, quelquefois même dans leur presque
totalité.

Il n'y a guère là d'erreur possible, et l'on voit combien
est facile le diagnostic de ces congestions hypostatiques
avec la broncho-pneumonie. — Mais il importe de savoir
que ces congestions pulmonaires passives prédisposent

à la broncho-pneumonie, et que souvent au milieu de ces régions hypostasiées se montrent avec leurs signes propres des foyers disséminés ou pseudo-lobaires de broncho-pneumonie. — Ce ne sont guère les signes physiques si semblables de l'hypostase et de la broncho-pneumonie qui permettent alors de diagnostiquer l'apparition de cette dernière; mais c'est l'intervention toujours lente, insidieuse des troubles fonctionnels et des phénomènes généraux propres à la pneumonie lobulaire et dont nous avons signalé l'absence dans l'hypostase : l'élévation de la température, la fréquence du pouls, et surtout la dyspnée.

Nous n'insisterons pas sur l'*œdème pulmonaire* qui donne lieu à des signes physiques souvent très analogues à ceux de la broncho-pneumonie (matité, râles crépitants, souffle), mais plus étendus, mieux localisés aux bases; l'absence de toute réaction fébrile rend en tous cas le diagnostic facile.

Entre la congestion pulmonaire type Woillez et la pneumonie lobaire franche, à côté de la broncho-pneumonie, « il existe un état morbide du poumon, sorte de pneumonie subaiguë, qui simule une pleurésie avec épanchement moyen et qui mérite une description et une dénomination propres » : c'est la *spléno-pneumonie* dont nous devons la connaissance et l'individualisation à M. le professeur *Grancher*.

Il est facile de la diagnostiquer cliniquement de la broncho-pneumonie : elle ne survient guère, en effet, que chez des adolescents ou des adultes, de 15 à 40 ans; elle est assez rare chez l'enfant. Elle est toujours unilatérale; elle est primitive et survient d'habitude à la suite d'un refroidissement. Son début est brusque, ses symptômes généraux très accentués comme dans la pneumonie franche, mais ses signes physiques sont des signes pseudo-pleurétiques : déformation du thorax du côté malade, matité, diminution ou suppression des vibrations thoraciques et du murmure vésiculaire.

souffle pleurétique, égophonie et pectoriloquie aphone.
Sa durée est longue, sa résolution lente ; mais la guérison est la règle.

Il s'agit là, comme l'a dit M. Queyrat, d'une congestion pulmonaire à forme de pleurésie par opposition à
la maladie de Woillez, qui est une congestion pulmonaire à forme de pneumonie.

Anatomiquement, si rares que soient les autopsies,
la spléno-pneumonie paraît être une sorte de pneumonie œdémateuse, d'œdème aigu congestif du poumon,
qu'on ne saurait en aucune façon comparer aux lésions
de la broncho-pneumonie.

Le diagnostic clinique est facile entre la pneumonie lobulaire et la spléno-pneumonie, et nous n'avons
guère insisté sur ce diagnostic que pour éviter une confusion que pourrait favoriser le nom même de la spléno-
pneumonie. On sait qu'en effet, avant les travaux de
M. *Grancher*, on avait appliqué cette dénomination à
certaines formes de broncho-pneumonie que nous
savons aujourd'hui être absolument différentes de la
spléno-pneumonie décrite par M. Grancher.

Nous insisterons peu sur le diagnostic de la *pneumonie lobaire franche* avec la broncho-pneumonie, non
que ce diagnostic soit toujours facile, mais parce que,
quand nous avons étudié la nature de la broncho-pneumonie, nous avons longuement comparé les caractères
anatomiques, étiologiques et cliniques qui les rappro-
chaient et ceux qui les différenciaient.

La pneumonie lobaire aiguë franche se distingue
facilement, chez l'enfant comme chez l'adulte, de la
pneumonie lobulaire disséminée.

Mais il est toujours très difficile de distinguer entre
elles les pneumonies lobulaires à forme pseudo-lobaire
et les pneumonies lobaires secondaires : ces dernières
sont plus souvent unilatérales, la dyspnée est moins
intense ; l'oreille ne perçoit que des râles crépitants et
du souffle mais pas de râles sous-crépitants: Mais ce sont

là des signes bien inconstants, variables à l'infini, et la pneumonie lobulaire pseudo-lobaire se confond presque constamment avec les pneumonies lobaires secondaires, tant par son évolution clinique et ses manifestations symptomatiques que par ses lésions anatomiques.

Nous avons, d'ailleurs, suffisamment insisté précédemment sur les raisons de ces analogies pour qu'il soit utile de revenir ici sur l'impossibilité presque constante où l'on se trouve de diagnostiquer la broncho-pneumonie pseudo-lobaire des pneumonies lobaires secondaires.

La *tuberculose* pulmonaire, chez l'enfant, simule très souvent les formes suraiguës, aiguës, subaiguës et chroniques de la broncho-pneumonie.

La *tuberculose miliaire aiguë* ou phtisie granulique survenant chez un enfant bien portant simule très souvent les formes suraiguës de la broncho-pneumonie, et plus particulièrement la bronchite capillaire ou catarrhe suffocant.

Le début est rarement brusque : la toux, une dyspnée légère, une fièvre assez vive précèdent le plus souvent, pendant plusieurs jours, l'apparition des signes physiques. Ceux-ci sont toujours limités : submatité et respiration soufflante ou même souffle avec râles crépitants fins en un point très restreint et râles sous-crépitants disséminés. En même temps les phénomènes généraux s'aggravent; la température oscille entre 39 et 41°, le pouls est à 130 ou 140; la dyspnée s'accroît et l'asphyxie apparaît avec le cortège habituel de ses symptômes : cyanose, algidité, orthopnée, insomnie, abattement.

Tous ces symptômes peuvent s'amender pendant 2 ou 3 jours, au bout desquels ils reprennent une nouvelle intensité, et l'enfant succombe en quelques jours.

Il est, on le conçoit, très difficile de diagnostiquer cette tuberculose miliaire aiguë de la broncho-pneumonie, et surtout de la forme suffocante suraiguë : dans celle-ci, les signes physiques sont plus disséminés, plus mobiles, plus fugaces; ils sont, au contraire, plus fixes et plus persistants dans la phtisie granulique. Si l'on ajoute à cela que la rougeole, la coqueluche et d'autres maladies aiguës de l'enfance provoquent souvent l'éclosion de cette tuberculose miliaire suraiguë, ou même seulement provoquent le réveil et la généralisation de lésions limitées jusque-là restées latentes, on comprendra l'extrême difficulté, et parfois l'impossibilité absolue de diagnostiquer cette forme de tuberculose de la broncho-pneumonie suraiguë.

Dans d'autres cas beaucoup plus fréquents encore, la tuberculose débute et évolue comme une bronchopneumonie aiguë, chez des enfants dont l'hérédité est entachée de tuberculose et qui portent eux-mêmes des lésions dont la nature tuberculeuse est actuellement reconnue.

Cette *tuberculose à forme de broncho-pneumonie* est même si fréquente chez les petits tuberculeux qu'on peut, sans exagérer, dire que c'est la forme la plus fréquente de la tuberculose infantile.

Son début insidieux est marqué par une dyspnée progressive et par l'ascension de la température. On perçoit alors dans des zones très restreintes de la matité, des râles crépitants et du souffle; en d'autres points des râles sous-crépitants disséminés; ces signes se perçoivent dans les deux poumons, mais ils sont toujours plus accentués d'un côté que de l'autre. La dyspnée est toujours beaucoup plus intense que les signes stéthoscopiques ne sont étendus et accentués; la température est généralement peu élevée.

Il n'est pas aisé de différencier de la bronchopneumonie cette forme de tuberculose infantile. Il existe pourtant non pas dans les symptômes mêmes, mais dans leur évolution, des caractères qui peuvent avoir une grande importance pour le diagnostic. Ces caractères, hâtons-nous de le dire, sont fort inconstants, mais lorsqu'on les constate, ils ont pour le diagnostic une importance qu'on ne saurait négliger.

Dans la tuberculose à forme de broncho-pneumonie, la dyspnée est habituellement plus considérable, la courbe thermique moins élevée et plus irrégulière que dans les broncho-pneumonies simples; mais on sait combien ces phénomènes sont variables dans le cours de la pneumonie lobulaire; et de plus, ils n'affectent guère ces caractères que quelques jours après le début de la maladie, alors que d'autres symptômes permettent d'affirmer l'origine tuberculeuse de cette fausse broncho-pneumonie.

D'autre part, dans la tuberculose à forme broncho-pneumonique, les signes physiques sont perçus dans des zones plus restreintes, mieux limitées; ils sont plus fixes, plus persistants, et siègent de préférence aux sommets.

Si les phénomènes stéthoscopiques ont cette localisation et ces caractères, et si le petit malade a une hérédité tuberculeuse ou mieux encore si son examen attentif révèle chez lui la présence de lésions manifestement tuberculeuses, on pourra presque à coup sûr porter le diagnostic de tuberculose à forme de broncho-pneumonie.

La tuberculose ne tardera pas du reste à donner à l'évolution de la maladie son cachet propre qui viendra lever les doutes. Vers le huitième ou dixième jour, on verra en effet apparaître les grandes oscillations thermiques et les phénomènes hectiques : amaigrissement rapide, sueurs profuses, diarrhée.

L'auscultation fera d'ailleurs percevoir à ce moment des signes de ramollissement: craquements, gargouillement, souffle.

Même s'il survient alors des rémissions plus ou moins complètes de plusieurs jours de durée, avec amélioration de l'état général et régression de signes

physiques, le diagnostic de tuberculose s'imposera ;
bientôt une nouvelle rechute surviendra, et au bout de
4 ou 5 semaines, parfois après une série d'améliorations
et de rechutes successives, le petit malade succombera
avec tous les phénomènes de l'hecticité.

L'autopsie, dans ces cas, montre qu'il s'agit de tuberculose péri-bronchique dont les nodules les plus anciens
peuvent subir la dégénérescence caséeuse, sans qu'il
soit possible de déceler nulle part d'inflammation
simple non tuberculeuse des bronches ou des lobules.

Tous les symptômes sur lesquels nous nous sommes
appuyés pour faire le diagnostic sont inconstants,
infidèles et présentent souvent des caractères et des
modes d'évolution communs, qu'il s'agisse de la broncho-
pneumonie simple, ou la tuberculose.

Le diagnostic, déjà si difficile dans ces cas, sera beaucoup plus difficile encore, souvent même impossible
lorsqu'on aura affaire aux cas si fréquents d'infections
mixtes, combinées, dans lesquels tuberculose et broncho-
pneumonie coexistent et mêlent leurs symptômes.

Nous n'avons pas à revenir sur ces infections mixtes
dont nous avons longuement décrit la pathogénie et la
symptomatologie dans un chapitre précédent ; le diagnostic n'est guère alors possible que si l'on parvient à
déceler dans les antécédents héréditaires ou personnels du
petit malade des accidents imputables à la tuberculose.

Les formes broncho-pneumoniques de la tuberculose
sont presque spéciales à l'enfant ; si rares qu'elles soient
chez l'adulte, on peut les constater, mais on n'éprouve
plus les mêmes difficultés dans le diagnostic. Outre que
la broncho-pneumonie est plus rare chez l'adulte et
qu'elle y affecte des allures plus bruyantes que chez
l'enfant, l'adulte crache, et dans ses crachats on trouve
le bacille de la tuberculose. L'absence constante d'expectoration chez l'enfant nous prive de l'élément de
diagnostic le plus important.

Quant aux formes chroniques de la broncho-pneumonie, nous avons dit plus haut ce qu'on en devait penser, combien elles étaient rares ; ce ne sont en effet le plus souvent que des lésions tuberculeuses ulcérées, parfois entourées de foyers secondaires de broncho-pneumonie non tuberculeuse qui peuvent faire porter sur leur nature un diagnostic erroné. La broncho-pneumonie chronique est d'ailleurs extrêmement rare chez l'enfant, si même elle existe ; elle est moins rare chez le vieillard que l'on peut faire cracher ; l'examen bactériologique démontrera alors s'il s'agit d'une broncho-pneumonie chronique simple ou de tuberculose pulmonaire.

Bien que le *diagnostic de la forme anatomique* de la broncho-pneumonie n'ait qu'un médiocre intérêt pratique, on peut pourtant le faire en s'appuyant surtout sur les localisations différentes suivant les cas, des phénomènes stéthoscopiques. Nous en avons suffisamment parlé dans notré exposé clinique des symptômes de la broncho-pneumonie pour qu'il soit utile d'y insister ici à nouveau.

Les *complications* de la broncho-pneumonie ne se diagnostiquent guère en clinique ; elles ne se révèlent d'ordinaire qu'à l'autopsie. Seule, la tuberculose qui peut en être une complication plus ou moins tardive peut être décelée par les symptômes que nous venons de lui assigner. On doit du reste toujours tenir pour suspecte toute broncho-pneumonie prolongée, traînante ; et le plus souvent on trouvera dans les anamnestiques des raisons suffisantes pour attribuer à la tuberculose les symptômes observés.

On devra toujours, enfin, lorsqu'on se trouvera en présence d'une broncho-pneumonie, en rechercher les causes, examiner le tégument externe, rechercher les traces d'une éruption morbilleuse, voir s'il n'existe pas dans la gorge de fausses membranes diphtériques. Ce diagnostic des causes de la broncho-pneumonie a pour son pronostic une importance qu'il est utile de signaler.

CHAPITRE X

TRAITEMENT

Sommaire. — 1º *Thérapeutique de la broncho-pneumonie :*
  Révulsifs. — Expectorants. — Stimulants. — Sédatifs. — Bal-
  néothérapie. — Reconstituants.
II. — *Hygiène et prophylaxie :*
  Isolement et antisepsie : But de l'isolement ; son insuffisance
  et ses dangers. — L'antisepsie est le complément nécessairo
  et indispensable de l'isolement qui, sans elle, ne peut être
  qu'inefficace et même dangereux.
Règles de l'isolement et de l'antisepsie :
  1º Réduire au minimum les contacts dangereux : isolement.
  2º Supprimer autant que possible la souillure de l'atmosphère : antisepsie. — Désinfection.
  3º Préserver le malade contre lui-même : antisepsie indivi-
  duelle. — Prophylaxie des auto-infections.

Le nombre des remèdes essayés et employés pour
guérir la broncho-pneumonie est un gage certain de
leur inefficacité ; aucun ne peut être considéré comme
un spécifique de cette affection.

Aussi, dans ces derniers temps, l'insuffisance des
moyens thérapeutiques a-t-elle fait envisager le traitement à un point de vue différent : on s'est efforcé de
prévenir l'éclosion de la maladie que l'on ne pouvait
combattre.

Nous nous proposons d'étudier successivement dans ce
chapitre les indications thérapeutiques que nous fournit
la pathogénie des divers symptômes de la broncho-
pneumonie et les moyens employés pour les combattre.
Nous verrons enfin comment l'hygiène nous donne, pour
prévenir l'éclosion de la pneumonie lobulaire, des armes

plus sûres que celles que nous offre la thérapeutique
pour la guérir.

I. — THÉRAPEUTIQUE.

L'étude des causes de la broncho-pneumonie et de
sa pathogénie nous a enseigné qu'il s'agissait là d'une
infection secondaire, primitivement localisée à l'appareil respiratoire, pouvant parfois se généraliser à l'organisme entier, et déterminant toujours chez l'enfant
des lésions pulmonaires mécaniques auxquelles la pneu-
monie-lobulaire doit une grande part de sa gravité dans
le jeune âge.

Tout, en d'autres termes, dans l'histoire de la broncho-pneumonie, nous enseigne que la lésion locale du
poumon est la lésion primordiale, qu'elle est souvent et
reste longtemps la seule, et que son extension domine
et commande la gravité du pronostic.

Nous aurions ici à faire une restriction importante
pour la broncho-pneumonie de l'adulte, si l'étude qui
précède ne nous avait appris à considérer la broncho-
pneumonie comme une affection *presque* exclusivement
infantile. Le broncho-pneumonie de l'adulte est en effet
grave parce qu'elle reste peu de temps localisée aux
voies respiratoires, qu'elle ne tarde pas à déterminer
l'infection de l'organisme, et qu'en sa généralisation
réside toute sa gravité.

Nous n'en devons pas moins insister sur ce fait que
la broncho-pneumonie de l'enfant est une affection pulmonaire locale, et c'est au traitement local que nous
devrons avant tout nous adresser pour chercher à
obtenir la guérison.

Dès que la dyspnée et les signes stéthoscopiques
imposeront le diagnostic de broncho-pneumonie, ou
même indiqueront une congestion broncho-pulmonaire
qui, presque toujours chez l'enfant, sera l'indice du début
de la pneumonie lobulaire, surtout dans le cours de la

rougeole, de la diphtérie et de la coqueluche, on devra s'adresser à la *révulsion* afin de s'opposer à la progression des lésions inflammatoires et à la constitution des lésions mécaniques de l'atélectasie.

On ne doit guère conseiller l'emploi des *vésicatoires*, laissant une plaie qui, surtout dans les hôpitaux d'enfants, peut se recouvrir de fausses membranes diphtériques. On doit donc naturellement en proscrire absolument l'emploi dans les broncho-pneumonies diphtériques.

Les applications quotidiennes de *ventouses sèches*, ou de *larges cataplasmes sinapisés*, les badigeonnages fréquents et copieux de *teinture d'iode* sur le thorax seront, chez l'enfant comme chez l'adulte, les révulsifs les plus efficaces.

Les *vomitifs* répétés favorisant l'évacuation des exsudats broncho-pulmonaires et s'opposant ainsi à l'extension de l'atélectasie devront être également prescrits chez l'enfant, et l'on ne devra pas craindre de lui administrer tous les deux jours, par cuillerées à café jusqu'à vomissement, la potion suivante :

> Sirop d'ipéca................ 30 grammes.
> Poudre d'ipéca ...., 0gr,30.

Ces vomitifs sont inutiles chez l'adulte, mais à cet âge on peut prescrire l'ipéca à la dose nauséeuse de 0gr,25 par jour dans une potion.

C'est à dose tonique et expectorante qu'on doit également prescrire l'ipéca chez l'enfant, sous forme de sirop d'ipécacuanha composé de Desessartz, à la dose de 3 à 4 cuillerées à dessert dans les 24 heures.

Les *stimulants* sont souvent d'utiles adjuvants de la médication vomitive et seront employés avec succès pour favoriser l'expectoration et diminuer la dyspnée en s'opposant à la formation des lésions mécaniques. C'est ainsi que l'on pourra donner chaque jour aux jeunes enfants âgés de moins de 5 ans, soit 0gr,20 à 0gr,50

de carbonate d'ammoniaque, soit X à XXV gouttes d'ammoniaque anisée, soit encore l'acide benzoïque (0^{gr},10
à 0^{gr},40), ou le musc (0^{gr},30 à 0^{gr},50) et enfin l'alcool
sous forme de potion de Todd.

Les *sédatifs* ne seront que rarement employés, et
l'on devra toujours les réserver pour les cas où l'agitation sera extrême, la toux trop douloureuse, ou bien
lorsque des convulsions se manifesteront. On comprend
en effet l'importance qu'il convient d'attribuer à la
toux et à l'expectoration pour le rejet de l'exsudat qui
encombre les voies respiratoires et détermine l'atélectasie ; et l'on voit par là combien doit être restreint
l'emploi des sédatifs qui précisément s'opposent à la
toux et par conséquent favorisent la formation de
l'atélectasie et l'accroissement de la dyspnée. — Dans
les cas assez rares où l'on devra calmer une toux trop
violente ou s'opposer aux convulsions, on pourra prescrire aux enfants VIII à XII gouttes de teinture de bel-
ladone, ou bien 4 à 8 grammes d'eau de laurier-cerise.
Quant au laudanum, on sait avec quelle circonspection
on doit l'administrer aux enfants, et nous ne saurions
trop recommander la prudence dans son emploi que
presque toujours d'ailleurs on peut éviter.

Les *bains* seront souvent employés avec succès dans
la broncho-pneumonie, aussi devons-nous y insister en
signalant leurs principales indications.

Les *bains tièdes* seront employés comme sédatifs
lorsque l'agitation sera considérable, la température
élevée : on plongera les malades pendant 10 minutes
environ dans un bain à la température de 35° ; et l'on
répétera ces bains 3 ou 4 fois par 24 heures.

Lorsque, au contraire, le malade sera prostré, lorsqu'il
y aura tendance à l'adynamie et à la somnolence,
lorsqu'on voudra stimuler les forces respiratoires, on
devra proscrire ces bains tièdes et donner des *bains
froids* à la température de 15 à 18° ou des bains tièdes
à 35° additionnés d'environ 500 grammes de mou-

tarde; on y plongera le malade 3 ou 4 fois par 24 heures pendant 5 à 10 minutes chaque fois.

Ces bains stimulants froids ou sinapisés seront avantageusement remplacés par l'enveloppement dans un *drap mouillé* : on trempera dans l'eau froide, additionnée de vinaigre aromatique, un drap qu'on repliera plusieurs fois sur lui-même et qu'on étendra sur une couverture de laine sèche : l'enfant y sera enveloppé complètement et y séjournera pendant 2 heures environ; puis on l'essuiera avec soin et on le replacera dans son lit; toutes les 2 heures on recommencera cet enveloppement. Ce traitement stimule les forces, diminue la dyspnée, abaisse la température, et on l'emploiera souvent avec succès.

Pendant l'évolution de la broncho-pneumonie, on devra, par un régime approprié, soutenir les forces du malade et l'alimenter à l'aide de bouillon et de lait. On évitera le décubitus dorsal trop prolongé et l'on fera coucher les malades alternativement sur l'un et l'autre côté; on ne laissera pas les enfants séjourner trop longtemps au lit, et l'on doit recommander de les porter à bras plusieurs fois dans la journée. Il est inutile d'ajouter qu'il est nécessaire d'aérer les salles ou les chambres des malades, tout en leur évitant les causes de refroidissement.

Pendant la convalescence, l'administration du sirop d'iodure de fer, du quinquina, de l'huile de foie de morue seront prescrits.

Si les signes de bronchite persistent et indiquent le passage de l'affection à l'état chronique, on devra prescrire les balsamiques, les expectorants, le tannin, et en dernier lieu les eaux sulfureuses de Bonnes ou de Cauterets.

Bien que l'on ne doive jamais désespérer de la guérison, et que l'on doive, lorsqu'on se trouve en présence d'une broncho-pneumonie, mettre en œuvre tous les moyens que nous offre la thérapeutique pour enrayer le progrès du mal, nous avons vu combien le pronostic en était sombre, et comment le plus souvent les efforts restaient impuissants.

Ce n'est donc plus à la thérapeutique qu'on demande actuellement ce qu'elle n'a jusqu'à présent pu donner; c'est à l'hygiène que l'on s'adresse pour préserver les individus sains de la contagion, ou pour éviter à certains malades une complication toujours menaçante. Et nous devons nous hâter d'ajouter que le traitement préventif de la broncho-pneumonie a donné des résultats encourageants et propres à nous dédommager, dans une certaine mesure, des déceptions de la thérapeutique.

II. — HYGIÈNE ET PROPHYLAXIE

L'étude de la pathogénie de la broncho-pneumonie nous a enseigné que nous trouvons en nous-mêmes, dans les malades que nous approchons ou dans le milieu où nous vivons, les microbes qui la déterminent. Ses modes d'éclosion et de propagation nous ont appris qu'elle était épidémique et contagieuse.

Or, l'hygiène nous offre deux moyens de défense contre les maladies infectieuses épidémiques et contagieuses : l'*isolement* et l'*antisepsie*.

Le premier de ces moyens est depuis longtemps déjà mis en pratique; il a fait ses preuves, mais il ne nous a malheureusement pas donné tout ce qu'on en attendait.

L'autre, l'antisepsie, depuis longtemps appliquée en chirurgie, n'est que d'hier appliquée à la médecine. On ne peut donc demander à l'antisepsie médicale ce qu'elle n'a pas encore eu le temps de donner, mais nous verrons ce que, théoriquement, on en peut attendre, et l'espérance qu'on est en droit de fonder sur l'application rigoureuse de ses principes.

L'isolement a pour but d'éviter la dissémination d'une maladie contagieuse en rassemblant, dans un même endroit, tous les malades qui en sont atteints, et en évitant tout contact médiat ou immédiat entre ces malades et les sujets sains qui sont susceptibles de contracter cette affection.

Pour la broncho-pneumonie, ce n'est plus, comme pour la rougeole, la diphtérie, la scarlatine, une affection dont l'origine est unique et constante, que nous avons à combattre. Nous devons prévenir une infection dont les origines sont multiples, qui peut frapper presque aussi facilement les sujets sains que ceux que la rougeole ou la diphtérie prédisposent à ses atteintes, aussi l'isolement est-il dans ce cas beaucoup plus difficile à réaliser.

Il y a plus. L'isolement des morbilleux, des diphtériques, des scarlatineux, si rigoureuse et si stricte qu'ait été son application, n'a donné que des résultats fort médiocres, car la création des salles ou des pavillons d'isolement n'a amené qu'une diminution presque insignifiante des cas de contagion, dans les salles communes. La déception fut encore plus grande, lorsqu'on s'aperçut que cet isolement, loin de diminuer la mortalité des contagieux isolés, rendait au contraire le pronostic plus sévère, et que le taux de la mortalité de la rougeole, par exemple, s'était très sensiblement élevé depuis la création des salles ou des pavillons d'isolement. La mortalité des morbilleux qui, par exemple, oscillait entre 27 et 38 0/0 de 1876 à 1885, à l'hôpital des Enfants malades, monta à 40 et même 48 0/0, dès que l'isolement fut mis en pratique, et se maintint désormais à ce taux effrayant.

De même, la mortalité par rougeole, chez les enfants de 2 à 15 ans, qui, de 1867 à 1871, était d'environ 42,5 0/0 à l'hospice des Enfants assistés où les morbilleux étaient isolés, n'était que de 19,5 0/0 à l'hôpital Sainte-Eugénie où les mêmes malades étaient disséminés dans les salles communes.

Or, cette mortalité de la rougeole, nous savons que

la broncho-pneumonie en est la cause presque constante, et ce que nous venons de dire des résultats obtenus par l'isolement, nous montre que cet isolement tel qu'on le pratique actuellement, sans même avoir sur la dissémination des maladies contagieuses, telles que la rougeole ou la diphtérie, les avantages prophylactiques qu'on en attendait, a, de plus, l'influence la plus fâcheuse sur l'évolution de ces maladies, car il en accroît la mortalité en favorisant l'éclosion des infections secondaires parmi lesquelles la broncho-pneumonie est sans contredit la plus fréquente et la plus grave.

On pourrait démontrer pour la diphtérie, et pour les autres affections contagieuses, cette influence néfaste de l'isolement, mais cette démonstration est plus frappante par la rougeole, car si seule la diphtérie suffit à déterminer la mort, rarement la rougeole est mortelle par elle-même; la broncho-pneumonie est la cause presque constante de la mort des morbilleux.

Depuis longtemps d'ailleurs, on avait attribué à l'isolement une influence funeste sur la marche des maladies contagieuses, et l'expérience de ces vingt dernières années a confirmé l'opinion des hygiénistes qui s'en étaient préoccupés dès le début.

Aussi M. le professeur *Grancher* concluait-il récemment d'une étude qu'il en avait faite, que l'isolement, c'est-à-dire l'accumulation sur un même point de la maladie, multiplie les infections secondaires ou complications de cette maladie, et que loin d'en atténuer la gravité, il en accroît la mortalité.

Les causes de la fréquence et de la gravité de la broncho-pneumonie dans les pavillons d'isolement des affections qui, comme la rougeole ou la diphtérie, s'en compliquent le plus souvent, sont nombreuses, mais ce n'est que dans ces derniers temps que nous avons appris à les connaître.

Nous nous contenterons de rappeler que la contagion est un des facteurs les plus importants de leur

fréquence, et nous avons montré par des exemples que.
la présence d'une broncho-pneumonie dans un pavillon
de rougeole ou de diphtérie pouvait déterminer l'éclosion d'une épidémie de broncho-pneumonie. Nous
savons d'autre part que l'isolement exalte d'une façon
évidente sinon encore expliquée, la virulence des
microbes pneumonigènes qui sont les hôtes habituels
de notre organisme normal.

Ces notions toutes récentes, confirmées par la plupart
des bactériologistes qui les ont contrôlées, ont été sanc-
tionnées d'une façon éclatante par les résultats obtenus
par l'antisepsie.

Il y a deux ans à peine, M. *Sevestre* montrait qu'à
l'hospice des Enfant assistés, l'ouverture des pavillons
d'isolement n'avait pas empêché la dissémination de la
rougeole ni celle de la diphtérie, et n'avait pas davantage diminué leur gravité. — Mais dès qu'il fit pratiquer dans ces salles une antisepsie rigoureuse, le
taux de la mortalité s'abaissa rapidement et tomba en
moins de deux ans à la moitié de ce qu'il était auparavant.

*Isolement le plus strict possible, et antisepsie rigou-
reuse :* tels sont les moyens reconnus actuellement
comme les seuls efficaces dans la prophylaxie de la
broncho-pneumonie, et plus particulièrement des
broncho-pneumonies secondaires. — Leur importance
est telle et les résultats obtenus sont si encourageants,
que nous devons insister sur les soins minutieux que
doit comporter une antisepsie efficace.

M. le professeur *Grancher* a magistralement exposé
les règles générales qui doivent nous guider dans l'application de l'antisepsie à la prophylaxie des maladies
contagieuses, et nous ne pouvons mieux faire que le
suivre dans l'étude qu'il en a faite.

On doit tout d'abord s'efforcer de *réduire au minimum
les contacts dangereux,* c'est-à-dire éviter le transport du
contage par le malade lui-même ou par l'intermédiaire

des personnes qui le soignent ou des objets qui lui servent.

Pour éviter le premier de ces deux modes de contagion, la contagion directe, on devra isoler les malades le plus rigoureusement possible, sinon dans des chambres distinctes d'un lit chacune, du moins dans des petites salles de 6 à 8 lits au plus, largement espacés les uns des autres, avec salle de rechange. Que les morbilleux, les diphtériques et les autres contagieux que leur maladie expose à la broncho-pneumonie soient isolés des autres malades, ou bien qu'ils soient traités dans les salles communes, M. le professeur Grancher recommande de séparer chaque lit par un grillage métallique de 1ᵐ,20 de hauteur, dont la longueur dépasse celle du lit ; ces grillages qui séparent la salle en autant de box contenant chacun un lit, ont l'avantage de ne pas séquestrer les petits malades, de les laisser voir leurs voisins, tout en rendant impossible tout contact immédiat entre eux.

La contagion médiate, celle qui se fait par les objets servant habituellement au malade, ou par les personnes qui le soignent, pourra être évitée en donnant à chaque malade son couvert et tous les objets nécessaires aux repas contenus dans un panier en fil de fer galvanisé ; dès qu'il s'en est servi, le panier avec tout ce qu'il contient est plongé dans l'eau bouillante pendant une demi-heure.

On devra éviter l'usage d'un abaisse-langue commun pour tous les malades, et se servir de préférence soit d'un abaisse-langue spécial à chaque malade, soit même du manche de sa cuiller, et en tous cas, le stériliser à l'eau bouillante chaque fois qu'on en aura fait usage.

De plus tout le personnel attaché au service, aussi bien le personnel médical que les gardes-malades, est muni de sarraux de toile qui sont nettoyés et désinfectés chaque jour. On doit recommander rigoureusement à tout le personnel du service de se laver les

mains avec des solutions de sublimé ou de thymol à
1 p. 1,000 après tout contact suspect, et interdire de
passer d'un lit à l'autre sans prendre les mêmes pré-
cautions.

A chaque pavillon ou salle de malades doit donc être
annexé un vestiaire indépendant avec lavabos, blouses
de rechange, etc.

La suppression des contacts dangereux ainsi obtenue,
on devra s'efforcer en outre de *supprimer autant que
possible la souillure de l'atmosphère*. On atteindra ce but
en couchant les malades dans des chambres ou des
petites salles bien éclairées, bien aérées, bien ventilées
et dépourvues de toute tenture.

Les murs lisses, unis, à angles arrondis, peints à
l'huile, le sol fait en carrelages, en mosaïques, ou à
leur défaut, en parquet dont les joints seront bouchés
au mastic, seront fréquemment lavés avec la solution
de sublimé à 1 p. 1,000.

Les lits, dépourvus de rideaux, seront en fer creux,
légers, solides et facilement démontables de façon à
pouvoir être désinfectés à l'étuve à vapeur sous pression de Geneste et Herscher, quand un malade y aura
séjourné, et avant qu'un autre y soit couché. Les objets
de literie seront fréquemment changés et désinfectés
à l'étuve à vapeur.

Les matières fécales, vomissements, crachats, urines, seront désinfectés par l'addition de solutions de
sulfate de cuivre, de chlorure de zinc, de chlorure de
chaux ou d'acide sulfurique à 50 p. 1,000. Enfin, les
crachoirs et les bassins en faïence seront lavés et
désinfectés avec la même solution.

Il faut de plus *préserver le malade contre lui-même*,
c'est-à-dire contre les auto-infections possibles. A l'antisepsie du milieu, il faut donc joindre l'antisepsie indi-
viduelle. On devra, dans ce but, ordonner des bains
fréquents, ou tout au moins laver les organes les plus
exposés à être souillés (anus, organes génitaux) avec

des solutions antiseptiques, et, ce qui nous intéresse le plus pour la prophylaxie de la broncho-pneumonie, pratiquer l'antisepsie de la cavité bucco-pharyngienne au moyen de gargarismes ou, chez les enfants, par des lavages fréquents à l'eau saturée d'acide borique.

MM. *Hutinel* et *Deschamps* ont ainsi montré tout récemment que pendant tout le temps qu'ils avaient été chargés du service du pavillon d'isolement des scarlatineux à l'hôpital des Enfants malades, ils avaient évité toute infection secondaire, toute complication, et n'avaient pas perdu un seul de leurs malades. Ils avaient, pour cela, fait des lavages fréquents de la bouche avec l'eau boriquée à 3 p. 100, des badigeonnages de la cavité bucco-pharyngienne avec des tampons d'ouate imbibés de glycérine boriquée, et mettaient dans les narines quelques gouttes d'huile de vaseline boriquée.

Les solutions aqueuses d'acide borique, et en général toutes les préparations boriquées sont, il est vrai, douées d'un très faible pouvoir antiseptique, et les solutions d'acide phénique, de sublimé, leur seraient préférables si leur emploi n'était délicat et parfois dangereux chez l'enfant, surtout lorsqu'on les confie à des personnes inexpérimentées.

L'expérience a d'ailleurs démontré que les lavages *abondants* et *fréquents* avec la solution boriquée suffisaient à empêcher l'invasion des microbes pneumonisènes dans les premières voies aériennes, et même à les détruire lorsqu'ils s'y trouvaient; aussi peut-on s'en tenir à cet agent antiseptique dont l'action est efficace et l'emploi sans danger.

La prophylaxie de la broncho-pneumonie doit en résumé répondre à une double indication : préserver de l'invasion des agents pneumonigènes les sujets sains et surtout les malades qu'une affection antérieure prédispose d'une façon évidente à l'éclosion d'une broncho-pneumonie secondaire; détruire dans les premières voies aériennes des sujets sains ou prédisposés les agents de la pneumonie qui en sont les hôtes habituels, ou bien rendre ces cavités naturelles impropres au développement des germes qui pourraient venir du dehors.

L'isolement et l'antisepsie répondent à cette double indication, en nous préservant des bactéries qui nous entourent ou de celles qui vivent en nous.

Mais ces deux moyens prophylactiques sont indissolublement liés l'un à l'autre, et l'antisepsie est le complément nécessaire de l'isolement qui sans son aide, ne pourra jamais être qu'inefficace et même dangereux.

Bien que l'antisepsie médicale ne soit mise en pratique que depuis fort peu de temps, on peut prévoir, par les résultats heureux qu'elle a jusqu'à présent pu donner, quelles seront les conséquences de son application rigoureuse.

Si bienfaisante dans la pratique des hôpitaux, son influence ne sera pas moins heureuse pour les malades qui peuvent être soignés chez eux. Pour ces malades tout naturellement isolés, l'antisepsie sera le seul moyen prophylactique possible, et son application rigoureuse et plus simple même que dans les milieux hospitaliers ne pourra manquer de donner les résultats qu'elle a su donner dans les hôpitaux d'enfants.

TABLE DES MATIÈRES

SCEAUX. IMP. CHARAIRE ET Cie.

www.ingramcontent.com/pod-product-compliance
Ingram Content Group UK Ltd.
Pitfield, Milton Keynes, MK11 3LW, UK
UKHW021929070726
13614UKWH00001B/323